Functiestoornissen van het
maag-darmkanaal

een geïllustreerde basisgids

Arjan Bredenoord
Jan Tack
André Smout

Functiestoornissen van het
maag-darmkanaal

een geïllustreerde basisgids

Bohn Stafleu van Loghum
Houten 2010

© 2010 Bohn Stafleu van Loghum, onderdeel van Springer Uitgeverij BV, Houten

Alle rechten voorbehouden. Niets uit deze uitgave mag worden verveelvoudigd, opgeslagen in een geautomatiseerd gegevensbestand, of openbaar gemaakt, in enige vorm of op enige wijze, hetzij elektronisch, mechanisch, door fotokopieën, opnamen, of enig andere manier, zonder voorafgaande schriftelijke toestemming van de uitgever.

Voorzover het maken van kopieën uit deze uitgave is toegestaan op grond van artikel 16b Auteurswet 1912 j° het Besluit van 20 juni 1974, Stb. 351, zoals gewijzigd bij Besluit van 23 augustus 1985, Stb. 471 en artikel 17 Auteurswet 1912, dient men de daarvoor wettelijk verschuldigde vergoedingen te voldoen aan de Stichting Reprorecht (Postbus 882, 1180 AW Amstelveen). Voor het overnemen van (een) gedeelte(n) uit deze uitgave in bloemlezingen, readers en andere compilatiewerken (artikel 16 Auteurswet 1912) dient men zich tot de uitgever te wenden.

ISBN 978-90-313-7839-5

Boekvormgeving: Designworks, Breda
Medische illustraties: Rogier Trompert Medical Art

Bohn Stafleu van Loghum
Het Spoor 2
Postbus 246
3990 GA Houten
www.bsl.nl

INHOUDSOPGAVE

1 **FUNCTIONELE ANATOMIE** 11
EN FYSIOLOGIE
1.1 Inleiding 12
1.2 De basisstructuur 12
    1.2.1 De mucosa 12
    1.2.2 De submucosa 12
    1.2.3 De muscularis propria 12
    1.2.4 De serosa 12
1.3 De slokdarm 13
1.4 De maag 13
1.5 De dunne darm 13
1.6 De dikke darm 14
1.7 Het anorectum 14
1.8 De galblaas en galwegen 14
1.9 Bezenuwing 15
    1.9.1 Het enterisch zenuwstelsel 15
    1.9.2 De rol van het autonome 15
    zenuwstelsel
        1.9.2.1 De parasympathische zenuwvezels 16
        1.9.2.2 De sympathische zenuwvezels 17
    1.9.3 De rol van willekeurige zenuwvezels 17
    1.9.4 De rol van hormonen 17
    1.9.5 De opdeling in compartimenten 17
1.10 Contractiliteit en motiliteit van het 18
maag-darmkanaal
    1.10.1 Het ritme van de maag en darmen 18
    1.10.2 Van contractie naar peristaltiek 18
    1.10.3 Tonische contracties 19
    1.10.4 De vertering van voedsel 19
    1.10.5 De darm in nuchtere toestand 20

1.11 Functionele aandoeningen van het 21
maag-darmkanaal
    11.1.1 Classificeren van functionele 21
    aandoeningen: de weg naar Rome

2 **DIAGNOSTISCHE TECHNIEKEN** 23
2.1 Inleiding 23
2.2 Manometrie 23
2.3 Geperfundeerde versus solid-state 23
manometrie
2.4 Hogeresolutiemanometrie 26
2.5 pH-metrie 27
2.6 Impedantiemeting 28
2.7 Röntgenonderzoek 30
2.8 Timed barium esophagogram 31
2.9 Defecografie 31
2.10 Pelletpassagetest 32
2.11 Buikoverzichtsfoto 32
2.12 Scintigrafie 33
2.13 Maagledigingsonderzoek 33
2.14 Dunne- en dikkedarmpassagetijdmeting 33
2.15 HIDA-scintigrafie 34
2.16 Echografie 34
2.17 Elektromyografie 35
2.18 Elektrogastrografie 36
2.19 Ademtests 38
    2.19.1 Waterstof-ademtest 38
    2.19.2 ^{13}C ademtest 38
    2.19.3 Barostattechniek 38

3 PRINCIPES VAN MEDICAMENTEUZE BEHANDELING VAN FUNCTIESTOORNISSEN 41

3.1 Inleiding 41
3.2 Geneesmiddelen die de contractiliteit van het maag-darmstelsel stimuleren 41
   3.2.1 Directe stimulatie van de gladde spier 42
   3.2.2 Stimulatie van contracties via intrinsieke zenuwbanen 42
      3.2.2.1 Serotonine-4-receptor 42
      3.2.2.2 Dopamine-2-receptor 43
      3.2.2.3 Motilinereceptor 43
3.3 Geneesmiddelen die de contractiliteit van het maag-darmstelsel inhiberen 43
   3.3.1 Directe inhibitie van de gladde spier 43
      3.3.1.1 Musculotrope spasmolytica 43
      3.3.1.2 Stikstofoxide 43
      3.3.1.3 Anticholinergica 44
   3.3.2 Inhibitie van contracties via intrinsieke zenuwbanen 44
      3.3.2.1 Botulinetoxine 44
      3.3.2.2 Opiaatreceptor 44
      3.3.2.3 Somatostatine 45
3.4 Geneesmiddelen die de inhoud van het maag-darmstelsel wijzigen 45
   3.4.1 Inhibitie van maagzuursecretie 45
   3.4.2 Verzachten van de ontlasting 45
   3.4.3 Binden van galzouten 47
   3.4.4 Verandering van de bacteriële flora in de darm 47
3.5 Geneesmiddelen die de gevoeligheid van het maag-darmstelsel verminderen 47
   3.5.1 Antidepressiva 47

4 DE SLOKDARM 49

4.1 Anatomie van de slokdarm 49
4.2 Slikken en slokdarmperistaltiek 50
4.3 Boeren 51
4.4 Stoornissen van de bewegingen van de slokdarm 51
4.5 Primaire bewegingsstoornissen van de slokdarm 53
   4.5.1 Orofaryngeale dysfagie 53
   4.5.2 Oesofageale dysfagie 54
      4.5.2.1 Achalasie 54
      4.5.2.2 Slokdarmspasmen 55
      4.5.2.3 Notenkrakerslokdarm 55
      4.5.2.4 Ineffectieve slokdarmmotiliteit 56
4.6 Secundaire bewegingsstoornissen van de slokdarm 56
4.7 Gastro-oesofageale refluxziekte 56
4.8 Pathofysiologie van refluxziekte 56
   4.8.1 Verdediging tegen reflux 57
      4.8.1.1 De antirefluxbarrière 57
      4.8.1.2 Klaring van reflux 58
   4.8.2 Factoren die reflux bevorderen 58
      4.8.2.1 Hiatus hernia 58
      4.8.2.2 Obesitas 58
      4.8.2.3 Grote maaltijden 58
      4.8.2.4 Vertraagde maaglediging 59
      4.8.2.5 De samenstelling van reflu 59
   4.8.3 Overgevoeligheid van de slokdarm 59
   4.8.4 Refluxoesofagitis 60
4.9 Diagnose van refluxziekte 60
   4.9.1 PPI-test 60
   4.9.2 Endoscopie 61
   4.9.3 Ambulante refluxmeting 62
   4.9.4 Manometrie 64
4.10 Behandeling van refluxziekte 64
   4.10.1 Medicamenteuze behandeling van refluxziekte 64
      4.10.1.1 Antacida en alginaten 64
      4.10.1.2 Histamine-2-receptorantagonisten 64
      4.10.1.3 Protonpompremmers 64
   4.10.2 Antirefluxchirurgie 65
4.11 Overmatig boeren 66

5 DE MAAG 67
5.1 Normale maagfunctie 67
- 5.1.1 Controlesystemen 68
- 5.1.2 Nuchtere of interdigestieve motiliteit 68
- 5.1.3 Postprandiale motoriek 68
- 5.1.4 Regeling van maagontlediging 69

5.2 Motiliteitsstoornissen van de maag 70
- 5.2.1 Symptomen 70
- 5.2.2 Gastroparese 70
  - 5.2.2.1 Definitie en oorzaken 70
  - 5.2.2.2 Diagnose 71
  - 5.2.2.3 Behandeling 72
- 5.2.3 Functionele dyspepsie 73
  - 5.2.3.1 Definitie en diagnose 73
  - 5.2.3.2 Behandeling 74
- 5.2.4 Het dumpingsyndroom 74
  - 5.2.4.1 Definitie 74
  - 5.2.4.2 Diagnose 75
  - 5.2.4.3 Behandeling 75

6 DE DUNNE DARM 77
6.1 Dunnedarmmotiliteit 77
6.2 Stoornissen van de dunnedarmmotiliteit 77
- 6.2.1 Vaak voorkomende dunne darmmotiliteitsstoornissen met onzeker pathofysiologisch belang 78
- 6.2.2 Chronische intestinale pseudo-obstructie 79
- 6.2.3 Bacteriële overgroei in de dunne darm 81
- 6.2.4 Mechanische subobstructie en dunnedarmmotiliteit 81
- 6.2.5 Aerofagie 81

7 HET COLON 83
7.1 Inleiding 83
7.2 Anatomie en innervatie 84
7.3 Motoriek van de dikke darm 84
- 7.3.1 Haustrerende contracties 85
- 7.3.2 Massacontractie 86

7.4 Postprandiale versus interdigestieve activiteit 86
7.5 Symptomen van gestoorde motoriek en perceptie in het colon 87
- 7.5.1 Obstipatie 87
- 7.5.2 Diarree 87
- 7.5.3 Opgezette buik 88
- 7.5.4 Buikpijn 88

7.6 Oorzaken van obstipatie 98
- 7.6.1 Prikkelbaredarmsyndroom 90
- 7.6.2 Functionele obstipatie 92
- 7.6.3 Syndroom van Ogilvie 94

7.7 Behandeling van prikkelbaredarm-syndroom en functionele obstipatie 95
- 7.7.1 Behandeling van het prikkelbare-darmsyndroom 95
- 7.7.2 Behandeling van functionele obstipatie 96

8 ANORECTUM 99
8.1 Inleiding 99
8.2 Anatomie 99
8.3 Anorectale obstipatie 100
- 8.3.1 Hoe herkent men obstipatie veroorzaakt door een anorectale afwijking? 101
  - 8.3.1.1 Pelletpassagetest 101
- 8.3.2 Functionele en anatomische afwijkingen 102

8.4 Obstipatie door anorectale functiestoornissen 102
- 8.4.1 Bekkenbodemdissynergie 102
- 8.4.2 Ziekte van Hirschsprung 105
  - 8.4.2.1 Diagnostiek 105
- 8.4.3 Behandeling 106

8.5 Obstipatie door structurele afwijkingen in het anorectale gebied 106
8.6 Incontinentie 107
- 8.6.1 Onderzoek bij incontinentie 107
- 8.6.2 Oorzaken van incontinentie 108
  - 8.6.2.1 Myogene incontinentie 108
  - 8.6.2.2 Neurogene incontinentie 109

8.7 Perianale of rectoanale pijn   109
    8.7.1   Coccygodynie   109
    8.7.2   Levator ani-syndroom   110
    8.7.3   Proctalgia fugax   110

9   DE GALWEGEN   111

9.1   Inleiding   111
9.2   Anatomie   111
9.3   De gal   111
9.4   De galblaas   112
9.5   Sfincter van Oddi   113
9.6   Regulering van galafgifte aan duodenum   114
9.7   Pancreas   114
9.8   Motoriekstoornissen van het   115
    galwegsysteem
    9.8.1   Galstenen   115
    9.8.2   Sfincter van Oddi disfunctie   115

Register   117

AUTEURS

ARJAN BREDENOORD, MDL-ARTS I.O.
SINT ANTONIUS ZIEKENHUIS NIEUWEGEIN, NEDERLAND

JAN TACK, MDL-ARTS
UNIVERSITAIR ZIEKENHUIS LEUVEN, BELGIË

ANDRÉ SMOUT, MDL-ARTS
ACADEMISCH MEDISCH CENTRUM AMSTERDAM, NEDERLAND

FUNCTIONELE ANATOMIE EN FYSIOLOGIE

1

1.1 INLEIDING

U kunt zich het spijsverteringskanaal voorstellen als een holle buis die is onderverdeeld in verschillende compartimenten. Ieder compartiment heeft een eigen structuur die samenhangt met de functie hiervan. Zo onderscheiden we de slokdarm, maag, dunne darm en dikke darm. Daarnaast zijn er de klieren die een rol spelen bij de vertering, zoals de speekselklieren, de lever (als galproducerende klier) en de alvleesklier. De verschillende compartimenten verschillen van elkaar in diameter en worden gescheiden door sfincters (kringspieren), die op de juiste momenten openen en sluiten (figuur 1.1).

Zo kan het al dan niet verteerde voedsel gedoseerd in de juiste richting worden gestuurd. De opbouw van de wand van het spijsverteringskanaal verschilt per compartiment. De basisstructuur is echter voor het gehele maag-darmkanaal gelijk.

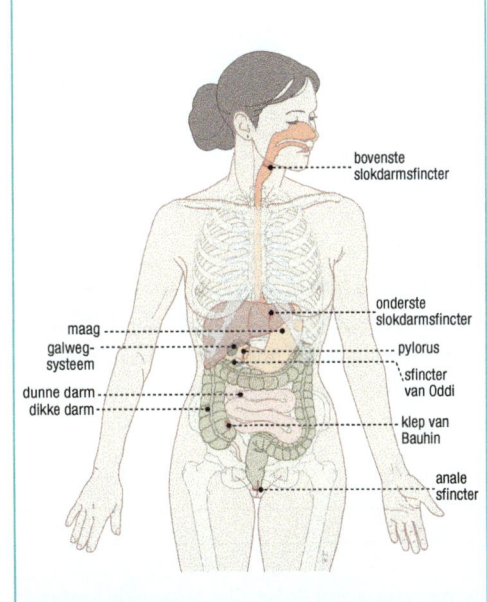

Figuur 1.1: Schematische weergave van de verschillende compartimenten en sfincters van het maag-darmkanaal. Ieder compartiment wordt van het vorige en volgende compartiment gescheiden door sfincters.

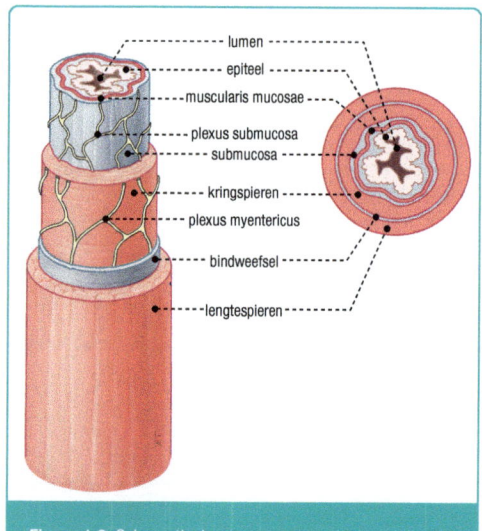

Figuur 1.2: Schematische weergave van de verschillende lagen van het maag-darmkanaal.

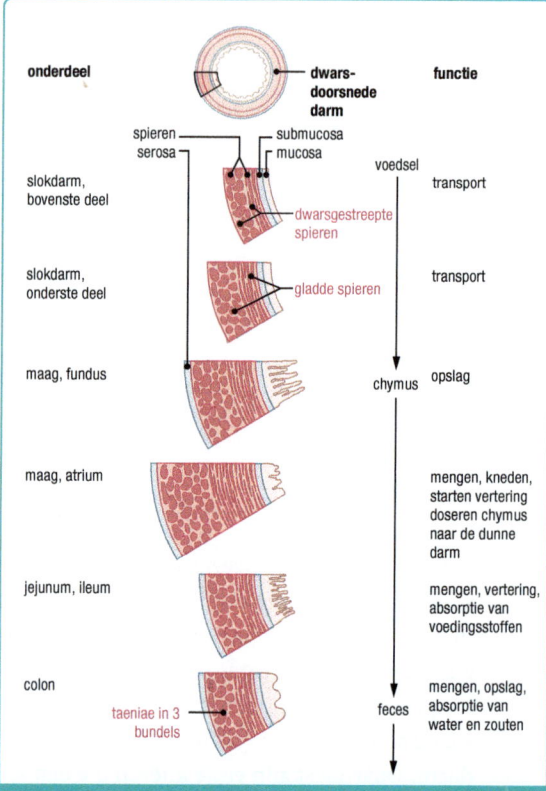

Figuur 1.3: Overzicht van de variaties van de wand van het maag-darmkanaal.

1.2 DE BASISSTRUCTUUR

De wand van het maag-darmkanaal bestaat uit een aantal lagen (figuur 1.2). Vanuit het lumen onderscheiden we achtereenvolgens de mucosa, submucosa, muscularis propria en serosa (figuur 1.3).

1.3 DE MUCOSA

De mucosa vormt de barrière tussen de luminale inhoud en het inwendige milieu. De mucosa bestaat uit het epitheel, een dunne spierlaag bestaande uit gladde spiercellen (muscularis mucosae) en daartussen het bindweefsel van de lamina propria.

1.2.2 De submucosa

De submucosa bestaat voor het grootste deel uit bindweefsel. In deze laag bevindt zich een netwerk van zenuwcellen, de plexus submucosus.

1.2.3 De muscularis propria

De muscularis propria omringt de submucosa. De muscularis propria bestaat uit een binnenste circulaire spierlaag en een buitenste longitudinale spierlaag. Tussen de beide spierlagen bevindt zich een zenuwnetwerk, de plexus myentericus, dat een belangrijke rol speelt bij de regulering en coördinatie van deze spierlagen.

1.2.4 De serosa

De serosa is de buitenste laag van het maag-darmkanaal en bestaat uit bindweefsel. In de serosa lopen bloedvaten, lymfevaten en zenuwvezels. De slokdarm heeft in tegenstelling tot de overige organen geen serosa.

1.3 DE SLOKDARM

De slokdarm is een gespierde buis die de verbinding vormt tussen keel en maag. De functie van de slokdarm is het transport van voedsel en speeksel van de mond naar de maag en het tegengaan van het terugstromen van de maaginhoud. De structuur van de slokdarm hangt nauw samen met de functie.

Het slijmvlies van de slokdarm bestaat uit een meerlagig plaveiselepitheel. De overgang van slokdarm- naar maagslijmvlies ligt normaliter helemaal distaal in de slokdarm. Deze wordt de Z-lijn genoemd vanwege de zigzagvorm die men herkent tijdens endoscopie. De slokdarmmucosa speelt geen rol van betekenis bij de opname van voedingsstoffen en vocht en is dan ook relatief vlak.

De slokdarm wordt aan de boven- en onderkant begrensd door de bovenste en onderste slokdarmsfincter. De bovenste sfincter is opgebouwd uit dwarsgestreept spierweefsel, de onderste uit glad spierweefsel. Ook in het buisvormige deel van de slokdarm (tussen de sfincters in) vindt men twee soorten spieren. Het bovenste derde deel van de spierlaag is dwarsgestreept, terwijl het onderste twee derde bestaat uit gladde spiervezels.

1.4 DE MAAG

De maag is een zakvormig orgaan dat wordt begrensd door de onderste slokdarmsfincter en de pylorus (maagportier). Deze laatste verbindt de maag met de dunne darm. De maag is functioneel te onderscheiden in de fundus en het antrum en daartussen het corpus. De fundus dient als tijdelijke opslagplaats terwijl het voedsel in het antrum wordt vermalen.

De mucosa van de maag is grotendeels geplooid, zodat het een groot oppervlak betreft. De maagmucosa bestaat uit eenlagig cylindrisch epitheel. Dit epitheel bevat mucusproducerende cellen die de slijmlaag produceren die de maagwand beschermt tegen de zure inhoud. In het corpus bevinden zich klierbuisjes met pariëtale cellen en hoofdcellen. Pariëtale cellen produceren zoutzuur en intrinsic factor, hoofdcellen produceren pepsinogeen, de voorloper van het eiwitsplitsende enzym pepsine.

De spierwand van de maag is opvallend dik, vooral in het antrum. Proximaal bevat het een extra spierlaag. Deze spierlaag bevindt zich onder de circulaire spierlaag en bevat schuin verlopende spiervezels. De dikke spierlaag laat het toe ingeslikte maaltijden te vermalen.

1.5 DE DUNNE DARM

De dunne darm beslaat het grootste deel van het maag-darmkanaal en is ongeveer 5 meter lang. Het duodenum, de twaalfvingerige darm, is ongeveer 25 cm lang. Hierop volgt het jejunum dat 2 meter lang is en het ileum dat 3 meter lang is. De dunne darm begint bij de pylorus en eindigt bij de ileocaecale klep (klep van Bauhin) waar hij uitmondt in de dikke darm.

De mucosa van de dunne darm bestaat uit eenlagig cylindrisch epitheel en is nog veel sterker geplooid dan in de maag. De plooien en villi vergroten het oppervlak van de 5 meter lange dunne darm tot het oppervlak van een voetbalveld, waardoor intensief transport van voedingsstoffen door en langs de epitheelcellen mogelijk wordt. De opname van voedingsbestanddelen is de voornaamste functie van de dunne darm. De spierlagen van de dunne darm zijn dunner dan de spierlagen van de distale maag. De serosa van de dunne darm staat in verbinding met het mesenterium. De ligging van de dunne darm is zeer flexibel, alleen het duodenum en de ileocaecale overgang zijn gefixeerd.

1.6 DE DIKKE DARM

De dikke darm, het colon, is ongeveer anderhalve meter lang en dankt zijn naam aan zijn grote diameter. Het colon is begrensd door de ileocaecale klep en de anus en wordt onderverdeeld in verschillende delen: caecum, ascendens, transversum, descendens, sigmoïd en rectum. Het epitheel van het colon is ook eenlagig cylindrisch. De wand van het colon heeft geen plooien en is relatief vlak, oppervlaktevergroting wordt gerealiseerd door crypten. De structuur van de spierlagen is een variatie op het algemene bouwplan van het maagdarmkanaal. De binnenste circulaire spierlaag heeft verdikkingen op regelmatige intervallen die haustra worden genoemd en de dikke darm zijn karakteristieke vorm geven. De buitenste longitudinale spierlaag loopt in drie bundels, die taeniae heten. Tussen de taeniae liggen nauwelijks spiervezels. De functie van het colon is de opname van zouten en water waardoor de ontlasting wordt ingedikt.

1.7 HET ANORECTUM

Het rectum is de voortzetting van de dikke darm, maar verschilt qua structuur en functie hier toch aanzienlijk van. De longitudinale spierlagen van het rectum lopen in tegenstelling tot de rest van het colon niet in bundels maar continu en het rectum is bedekt door het peritoneum. De functie van het rectum is de opslag van ontlasting tot het moment van defecatie. Het rectum gaat over in het anaal kanaal. Het anaal kanaal is 2-4 cm lang en bestaat proximaal uit eenlagig cylindrisch epitheel en distaal uit anoderm. De overgang van mucosa naar anoderm is getand en heet daarom de linea dentata. De belangrijkste functie van de anus, de continentie, wordt zowel bepaald door gladde spieren van de inwendige anale sfincter als door de dwarse spieren van de externe anale sfincter. Daarnaast spelen ook de spieren van de bekkenbodem een rol bij het bewaren van de continentie.

1.8 DE GALBLAAS EN GALWEGEN

De galproductie van de lever wordt via de galwegen naar de darm geleid (figuur 1.4).

De linker en rechter ductus hepaticus komen ter hoogte van de leverhilus samen tot de ductus hepaticus communis. Iets meer naar distaal takt de ductus cysticus af die naar de galblaas loopt. Vanaf de aftakking van de cysticus spreken we van de ductus choledochus. Net voor de uitmonding in het duodenum komt de ductus choledochus samen met de ductus pancreaticus. De uitmonding van de ductus choledochus en pancreaticus in het duodenum heet de papil van Vater. Het meest distale deel van de ductus choledochus is omgeven door glad spierweef-

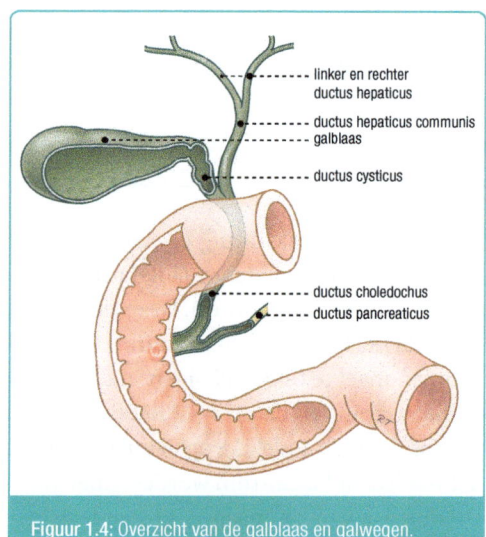

Figuur 1.4: Overzicht van de galblaas en galwegen.

sel met een sfincterfunctie, dit heet de sfincter van Oddi. Deze sfincter reguleert de galstroom en verhindert migratie van bacteriën naar de galwegen. Wanneer de dunne darm niet gevuld is door voedsel, stroomt de gal de galblaas in waar het tijdelijk wordt opgeslagen. De wand van de galblaas bestaat voor een groot deel uit spiervezels zodat de galblaas krachtig kan samentrekken.

De galblaas en galwegen zijn bekleed met een lagig cylinderepitheel. In de galblaas vindt actieve reabsorptie van water uit de gal plaats wat leidt tot indikking van de gal. De functie van de gal is het vergemakkelijken van vertering en absorptie van voedsel in de darm.

1.9 BEZENUWING

Het spijsverteringsstelsel is voorzien van een eigen zenuwstelsel dat grotendeels zelfstandig functioneert, onafhankelijk van het centraal zenuwstelsel. Dit zogenaamde enterisch zenuwstelsel bevindt zich in de wand van de maag en darmen en staat onder invloed van sympathische en parasympathische vezels van het autonome zenuwstelsel (figuur 1.5).

De activiteit van het spijsverteringsstelsel wordt niet gestuurd door de wil. Alleen aan het begin en aan het eind kunnen we de bewegingen bewust beïnvloeden door te slikken en defeceren. Het maag-darmkanaal wordt dus intrinsiek aangestuurd door het enterisch zenuwstelsel en extrinsiek door het autonome zenuwstelsel en enkele willekeurige zenuwbanen. Daarnaast spelen hormonen een belangrijke rol in de regeling van de spijsvertering.

1.9.1 Het enterisch zenuwstelsel
Het enterisch zenuwstelsel is opgebouwd uit netwerken van zenuwcellen in de wand van het maag-darmkanaal. Het enterisch zenuwstelsel kan grotendeels onafhankelijk van het centraal zenuwstelsel functioneren en controleert de bewegingen, secretoire functies en microcirculatie van het maag-darmkanaal. De cellichamen van de zenuwcellen bevinden zich in de plexus myentericus en plexus submucosus. De plexus myentericus (Auerbach) ligt tussen de circulaire en longitudinale spierlagen van de darmwand en voorziet de motorische bezenuwing van deze spierlagen. De plexus submucosus (Meissner) bevindt zich in de submucosa. Deze kan verder onderverdeeld worden in een binnenste plexus, dichter bij de mucosa, die een belangrijke functie heeft bij de regulatie van secretie en een buitenste plexus, dichter bij de spierlagen, die meer betrokken is bij de controle van motiliteit. We vinden het enterisch zenuwstelsel terug van slokdarm tot anus. Ook de bezenuwing van pancreas, galblaas en galwegen staat onder controle van het enterisch zenuwstelsel. De neurotransmissie in het enterisch zenuwstelsel is complex en er zijn momenteel meer dan dertig verschillende neurotransmitters bekend die een rol spelen in de regulatie van de activiteit van het maag-darmkanaal. De belangrijkste hiervan zijn acetylcholine, stikstofmonoxide (NO), serotonine, noradrenaline, somatostatine, substance P en cholecystokinine (CCK). Het aantal zenuwcellen van het enterisch zenuwstelsel bedraagt meer dan tien miljoen; dus meer dan het aantal zenuwcellen in het ruggenmerg. Daarom spreekt men soms van het enterisch zenuwstelsel als 'the little brain'.

Het enterisch zenuwstelsel wisselt informatie uit met het centraal zenuwstelsel via het autonome zenuwstelsel.

1.9.2 De rol van het autonome zenuwstelsel
Onder het autonome zenuwstelsel verstaan we de sympathische en parasympathische

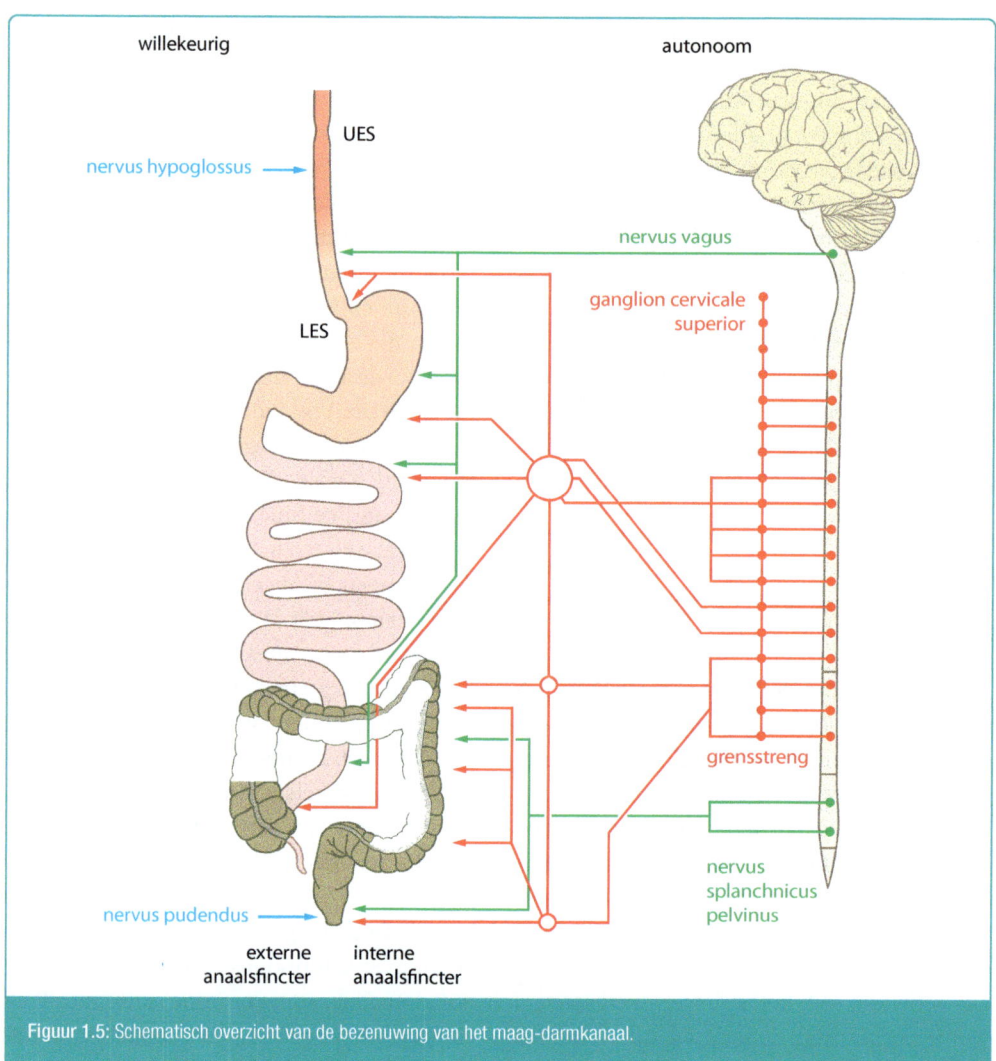

Figuur 1.5: Schematisch overzicht van de bezenuwing van het maag-darmkanaal.

innervatie. Over het algemeen heeft de parasympathicus een stimulerende werking op de motiliteit en secretie van het spijsverteringssysteem en heeft de sympathicus een remmende werking.

1.9.2.1 De parasympathische zenuwvezels

De parasympathische zenuwvezels lopen rechtstreeks van het ruggenmerg naar de plexus myentericus en submucosus, waar zij synapsen vormen met het enterisch zenuwstelsel. De belangrijkste neurotransmitter van het parasympathische systeem is acetylcholine. De parasympathische innervatie van het maag-darmkanaal wordt vooral verzorgd door de nervus vagus, de tiende hersenzenuw. De cellichamen van deze zenuw liggen in de hersenstam. De zenuwvezels verlopen langs de slokdarm en bereiken de buikholte via een opening in het diafragma waar ook de slokdarm gebruik van maakt, de hiatus oesophagus. De meeste vezels van de nervus vagus zijn afferente (sensorische) zenuwvezels die informatie over het maag-darmstelsel aan het centraal zenuwstelsel doorgeven. De meeste vezels van de nervus vagus eindigen in het proximale deel van het maag-darmkanaal. De parasympathische innervatie van het distale colon en het rectum verlopen via vezels van de nervi splanchnici pelvini die op sacraal niveau uit het ruggenmerg komen.

1.9.2.2 De sympathische zenuwvezels
De sympathische zenuwvezels hebben het cellichaam in het thoracolumbale deel van het ruggenmerg. Zij lopen door de paravertebrale ganglia door naar de prevertebrale ganglia: het ganglion coeliacum, het ganglion mesentericum superius en het ganglion mesentericum inferius. Vanuit deze ganglia volgen de vezels de mesenteriale bloedvaten en bereiken zo de darm. De belangrijkste neurotransmitter van dit systeem is noradrenaline.

1.9.3 De rol van willekeurige zenuwvezels
Ter hoogte van de mond, keel en bovenste slokdarmsfincter kan men de bewegingen van het spijsverteringssysteem willekeurig beïnvloeden. De nervus hypoglossus (twaalfde hersenzenuw) innerveert de skeletspieren van hypofarynx en bovenste slokdarmsfincter en coördineert de slikactie. De externe anale sfincter bestaat ook uit dwarsgestreepte spieren en staat onder willekeurige controle via de nervus pudendus. Hierdoor kan men het tijdstip van defecatie uitstellen.

1.9.4 De rol van hormonen
Naast het zenuwstelsel spelen ook hormonen een belangrijke rol in de regulatie van de spijsvertering. Sommige hormonen hebben een remmende werking op de activiteit van het spijsverteringssysteem en andere hebben een stimulerende werking. We onderscheiden een endocriene en paracriene werking van hormonen. Er wordt van endocriene secretie gesproken wanneer stoffen worden uitgescheiden en via de bloedbaan hun doelwit bereiken, zoals glucagon. Er wordt van paracriene secretie gesproken wanneer stoffen lokaal worden uitgescheiden en lokaal een effect hebben, zoals histamine. Sommige stoffen hebben zowel een rol als hormoon als een rol als neurotransmitter.

1.9.5 De opdeling in compartimenten
Zoals eerder vermeld, is het spijsverteringskanaal opgedeeld in compartimenten met ieder een specifieke structuur die samenhangt met de functie hiervan. De verschillende compartimenten zijn van elkaar gescheiden door sfincters, die er voornamelijk voor zorgen dat de inhoud van de compartimenten niet kan terugstromen naar het vorige compartiment. Zo beschermt de onderste slokdarmsfincter de slokdarm tegen de zure maaginhoud en voorkomt de ileocaecale klep het terugstromen van de bacterierijke inhoud van de dikke darm naar de dunne darm. Het slijmvlies van ieder compartiment is tegen zijn eigen secretieproducten bestand, maar niet tegen de inhoud van de andere compartimenten. Verder is de opdeling in compartimenten van belang voor het in stand houden van de samenstelling van de inhoud van het compartiment. Het eiwitsplitsende enzym pepsine dat voorkomt in de maag is alleen werkzaam in een zuur milieu, terwijl het enzym trypsine dat eiwitten splitst in het duodenum alleen werkzaam is in een alkalisch milieu. De pylorus zorgt ervoor dat de zuurgraad van de maaginhoud (pH = 2) zeer veel lager kan zijn dan de zuurgraad van het duodenum (pH = 7-8) wat het mogelijk maakt

dat deze enzymen elk in hun compartiment werkzaam kunnen zijn.

1.10 CONTRACTILITEIT EN MOTILITEIT VAN HET MAAG-DARMKANAAL

Zoals eerder beschreven, worden de bewegingen van het maag-darmkanaal voornamelijk verzorgd door de gladde spieren. Alleen de bovenste slokdarmsfincter, het bovenste derde deel van de slokdarm en de externe anale sfincter zijn opgebouwd uit dwarsgestreept spierweefsel. Gladde spiervezels onderscheiden zich van dwarsgestreepte spiervezels omdat zij in staat zijn tot langdurige tonische contracties en niet onder controle zijn van de wil. We onderscheiden fasische en tonische contracties van de gladde spieren. De fasische contracties zijn kortdurend en dikwijls ritmisch, de tonische contracties zijn langdurig. In de proximale maag, de galblaas en de sfincters overheersen de tonische contracties; in de slokdarm, de distale maag en de dunne darm overheersen de fasische contracties. In het colon zijn fasische en tonische contracties beide van grote betekenis.

1.10.1 Het ritme van de maag en darmen
Gladde spiercellen zijn vanbinnen negatief elektrisch geladen; er is dus een potentiaalverschil over het celmembraan. Dit potentiaalverschil is niet constant, maar doorloopt een regelmatige cyclus. Het potentiaalverschil neemt toe tot er een ontlading (depolarisatie) plaatsvindt. Dan blijft de cel enkele seconden gedepolariseerd. Daarna begint de cel weer met het opbouwen van het potentiaalverschil (repolarisatie) en herhaalt de cyclus zich. Deze cyclus is onafhankelijk van het al dan niet samentrekken van de spiercel. Deze activiteit wordt basaal elektrisch ritme, slow waves' of 'electrical control activity' (ECA) genoemd. De frequentie hiervan is 3 per minuut in de maag, 12 per minuut in het duodenum en 9 per minuut in het terminale ileum. De basale ritmische activiteit ontstaat in de cellen van Cajal, gespecialiseerde zenuwcellen met een pacemakerfunctie. Deze cellen liggen gegroepeerd in pacemakergebieden. In de maag ligt het pacemakergebied hoog aan de grote curvatuur en in het duodenum liggen talrijke pacemakergebieden verspreid in de darmwand. De cellen van Cajal geven het ritme door aan de gladde spiercellen die het ritme verder doorgeven naar distaal.

Naast het basale elektrische ritme is er een tweede soort van elektrische activiteit, 'spike activity' of actiepotentialen genoemd. De actiepotentialen worden geïnitieerd door motorische zenuwen van het enterisch zenuwstelsel. Wanneer door deze neuronen acetylcholine wordt vrijgegeven, worden muscarinereceptoren op de spiercellen geactiveerd en dit leidt tot een stroom van calciumionen de cel in. Wanneer dit gebeurt tijdens de depolarisatiefase, dan leidt dat tot contractie van de spiercel. De motorische zenuwen staan weer onder invloed van hormonen, het autonome zenuwstelsel en andere zenuwen van het enterisch zenuwstelsel. Omdat actiepotentialen alleen kunnen optreden in de gedepolariseerde toestand, bepaalt de basale ritmische activiteit wanneer een spiercel kan contraheren. Omdat de fase van de basale ritmische activiteit zich naar distaal voortplant, verlopen de fasische contracties ook naar distaal.

1.10.2 Van contractie naar peristaltiek
Wanneer fasische contracties van de circulaire spierlagen zich in distale richting voortplanten, spreken we van peristaltiek. De peristaltische reflex zorgt voor het transport van de darminhoud (bolus) en wordt opgewekt door rek op de darmwand (figuur 1.6).

Functionele anatomie en fysiologie

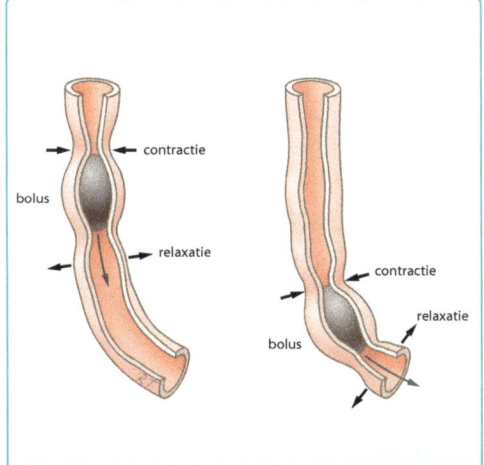

Figuur 1.6: Schematische weergave van een peristaltische golf. Proximaal van de bolus is er sprake van een contractie en distaal van de bolus een relaxatie. Het resultaat is beweging van de bolus in distale richting.

Rek activeert mechanoreceptoren in de darmwand die een signaal doorgeven aan het enterisch zenuwstelsel. Het segment distaal van het segment waar de rek werd waargenomen, zal ontspannen om de bolus te ontvangen. Het segment proximaal van het segment waar de rek werd waargenomen, zal contraheren om de bolus voort te duwen. Het resultaat is dat de bolus die de rek veroorzaakte wordt bewogen in distale richting. Het enterisch zenuwstelsel coördineert deze peristaltische reflex.

1.10.3 Tonische contracties

Een tonische contractie is een langdurig contractie van een spier die enkele minuten tot meerdere uren kan duren. Tonische contracties komen overal in het maag-darmkanaal voor en zorgen voor een zekere druk in het lumen. Tonische contracties en relaxaties zijn vooral belangrijk in organen die dienen voor de tijdelijke opslag van hun inhoud, zoals de proximale maag, de galblaas en het rectum.

1.10.4 De vertering van voedsel

De voorbereiding op de vertering start bij het zien of ruiken van voedsel. De maag begint te contraheren en de secretie van speeksel en maagsap begint. Vanaf het begin van de maaltijd relaxeert de proximale maag met als doel het voedsel te ontvangen zonder een toename van druk in de maag. Dit fenomeen heet adaptieve relaxatie (figuur 1.7).

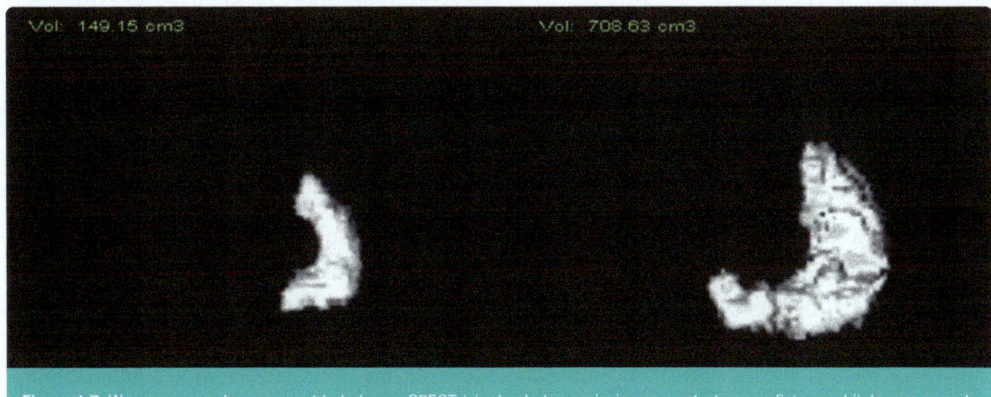

Figuur 1.7: Weergave van de maag met behulp van SPECT (single photon emission computertomografie), waarbij de maagwand aankleurt door middel van een radioactief isotoop. Na de maaltijd is er een forse toename van maaginhoud door adaptieve relaxatie.

Rek van de maag door het voedsel en de aanwezigheid van voedingsstoffen stimuleren de zuurproductie nog meer. Kort na de aankomst van het eerste eten in de maag, ontstaat er een fasisch contractiepatroon met een maximumfrequentie van drie per minuut. De contracties van het distale deel van de maag vermalen het voedsel en transporteren dit uiteindelijk naar het duodenum. Gal en pancreassap stromen het duodenum in en faciliteren vertering en oplosbaarheid van voedingsstoffen. De dunne darm geeft via peristaltische golven het voedsel in kleine hoeveelheden door naar distaal. De snelheid waarmee de maag zich leegt, is afhankelijk van de hoeveelheid en samenstelling van het voedsel. Volledige maaglediging duurt gemiddeld drie uur. De passage door de dunne darm van pylorus tot het colon duurt ongeveer negentig minuten. De verblijfsduur in het colon is enorm variabel.

1.10.5 De darm in nuchtere toestand

Als al het verteerbare voedsel uit de maag is verdwenen, verdwijnt het op vertering gerichte patroon van de motoriek en secretie uit de maag en dunne darm. Het verteringspatroon schakelt over in het nuchter patroon (figuur 1.8).

Het nuchtere patroon start met een fase I, die wordt gekenmerkt door nagenoeg totale inactiviteit van de maag. Deze duurt ongeveer veertig minuten. Hierna ontstaan weer geleidelijk peristaltische bewegingen, dit heet fase II. Ook deze duurt ongeveer veertig minuten. Tijdens fase II zijn er steeds meer depolarisaties die met contracties gepaard gaan, ook de amplitude van de contracties neemt toe. In fase III zijn de contracties maximaal qua amplitude en frequentie. Ook de druk van de onderste slokdarmsfincter is dan maximaal. In de maag is dit dus drie contracties per minuut. In de dunne

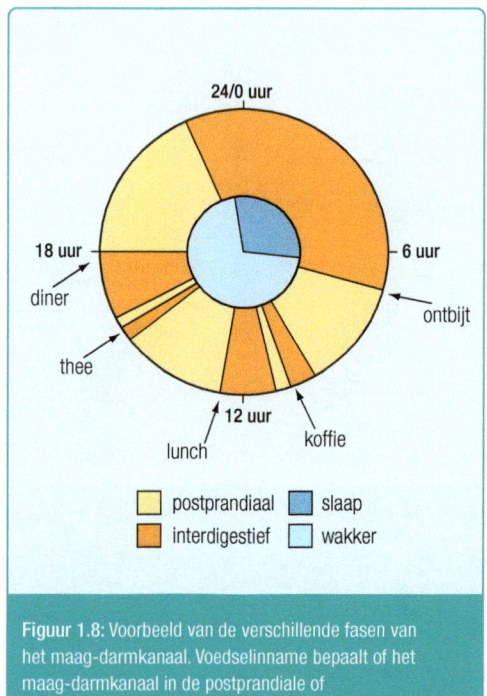

Figuur 1.8: Voorbeeld van de verschillende fasen van het maag-darmkanaal. Voedselinname bepaalt of het maag-darmkanaal in de postprandiale of interdigestieve fase verkeert.

darm is dit negen tot twaalf contracties per minuut. Na tien minuten fase III-activiteit doven de contracties uit en komt de maag weer in de rusttoestand van fase I en herhaalt de cyclus zich. Deze negentig minuten durende cyclus van activiteit tussen de maaltijden door, noemt men het migrerend motorisch complex (MMC). Het doel van het MMC is de maag en dunne darm te ontdoen van onverteerbare etensresten en stase van bacteriën te voorkomen. Tijdens fase III is er ook secretie van maagsap, gal en pancreassap. De krachtige peristaltische contracties tijdens fase III en de gesecreteerde sappen vegen en spoelen de maag en dunne darm leeg, daarom wordt het MMC wel eens de 'huishoudster' van de darm genoemd.

1.11 FUNCTIONELE AANDOENINGEN VAN HET MAAG-DARMKANAAL

Onder functionele stoornissen van het maag-darmkanaal verstaat men aandoeningen die gekenmerkt worden door symptomen die hun oorsprong lijken te hebben in het maag-darmkanaal, terwijl er geen zichtbare histopathologische of meetbare afwijking kan worden aangetoond. Van de meest voorkomende functionele maag-darmziekten, zoals functionele dyspepsie en het prikkelbaredarmsyndroom, wordt echter in toenemende mate meer bekend door wetenschappelijk onderzoek. Stap voor stap wordt duidelijk dat ook bij functionele aandoeningen objectiveerbare afwijkingen kunnen worden gevonden die de symptomen van de patiënt kunnen verklaren. Zo zijn er bij deze patiënten afwijkingen gevonden in motiliteit, sensibiliteit, permeabiliteit en secretie.

Stress lijkt een belangrijke rol te spelen bij het ontstaan van aandoeningen van het functionele maag-darmkanaal (figuur 1.9).

Voor het stellen van de diagnose van een functionele aandoening van het maag-darmkanaal, zijn de genoemde functiestoornissen nog niet te gebruiken. Dit komt doordat de overlap met gezonde personen groot is.

1.11.1 Classificeren van functionele aandoeningen: de weg naar Rome

Traditioneel wordt een diagnose gesteld wanneer een goed gedefinieerde anatomische of fysiologische afwijking wordt aangetroffen die bij gezonde personen niet voorkomt. Bij functionele aandoeningen is iets dergelijks meestal onmogelijk. Vaak is de enige afwijkende bevinding de symptomen die de patiënt heeft. Functionele aandoeningen worden dan ook meestal

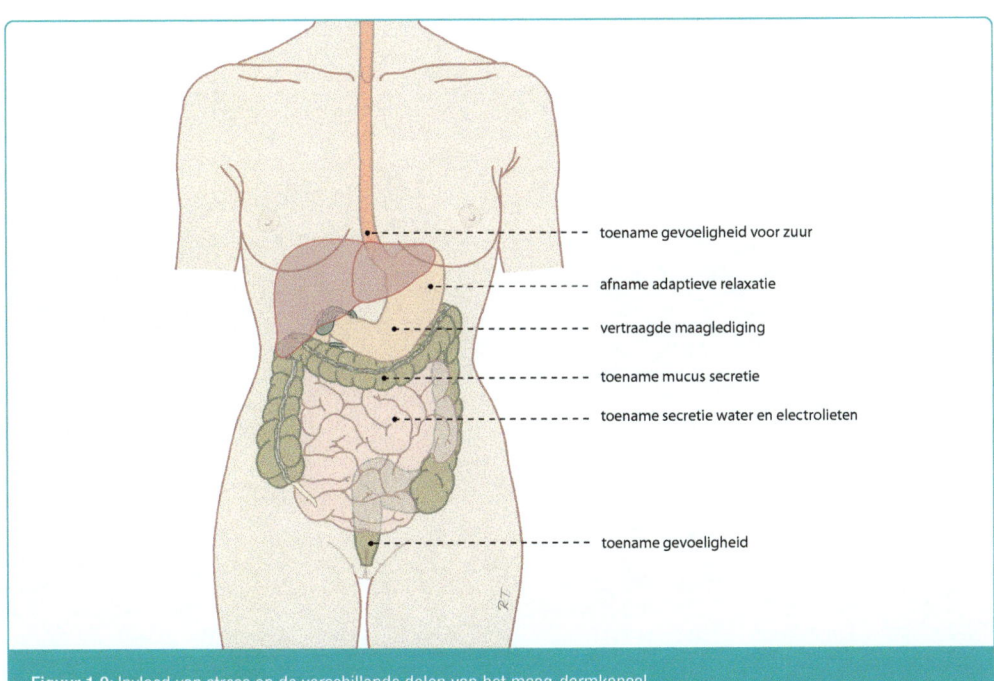

Figuur 1.9: Invloed van stress op de verschillende delen van het maag-darmkanaal.

gedefinieerd aan de hand van een specifieke combinatie van symptomen, in de afwezigheid van een alternatieve verklaring voor de klachten. Zeer lang werden functionele maag-darmziekten vooral gedefinieerd door een beschrijving van wat zij niet waren en door het ontbreken van een eenduidige definitie waren er grote verschillen tussen wat men bedoelde met een bepaalde aandoening. Dit frustreerde intercollegiaal overleg en bemoeilijkte uitwisseling en interpretatie van onderzoeksresultaten. Een van de eerste pogingen tot het definiëren van een functionele aandoening, zijn de zogenaamde Manning-criteria voor de diagnose van het prikkelbaredarmsyndroom. In 1988 kwam een groep van internationale experts bijeen in Rome. Het resultaat hiervan was de publicatie van de Rome-criteria in 1994, gevolgd door de Rome II-criteria in 1999 en de Rome III-criteria in 2006.

In de Rome-criteria worden alle functionele aandoeningen van het maag-darmkanaal gecategoriseerd en gedefinieerd aan de hand van een combinatie van voorkomende symptomen. De Rome-criteria hebben geleid tot uniforme definities van deze aandoeningen en maken uitwisseling van informatie enorm veel gemakkelijker.

DIAGNOSTISCHE TECHNIEKEN

2.1 INLEIDING

Bij de diagnostiek van afwijkingen in de gastro-intestinale motoriek en functionele afwijkingen van het maag-darmkanaal kunnen uiteenlopende onderzoekstechnieken worden gebruikt. De belangrijkste hiervan worden in dit hoofdstuk kort besproken.

2.2 MANOMETRIE

Meting van de druk (manometrie) in het lumen van het maag-darmkanaal is een belangrijk hulpmiddel bij de bestudering van de bewegingen van dit orgaansysteem. Over het algemeen kunnen met behulp van manometrie de fasische contracties van de wand van het maag-darmkanaal worden geregistreerd. Daarnaast kan met gespecialiseerde vormen van manometrie ook de tonische druk in sfincters worden geregistreerd en kunnen de relaxaties van sfincters worden onderzocht.

Een belangrijk principe is dat een contractie van de wand alleen gepaard gaat met een meetbare verhoging van de intraluminele druk wanneer deze leidt tot een afgesloten compartiment. Manometrie kan tekortschieten in organen die van nature wijd zijn (zoals de proximale maag en het colon), maar ook in organen die door ziekelijke omstandigheden wijder zijn geworden (zoals bij intestinale pseudo-obstructie). Doordat een groot deel van de contracties dan niet leidt tot compartimentalisatie, zullen zij niet tot een meetbare drukverhoging aanleiding geven.

2.3 GEPERFUNDEERDE VERSUS SOLID-STATE MANOMETRIE

Er zijn twee verschillende manieren om de drukken in het lumen van het maag-darmkanaal te meten (figuur 2.1). Bij de eerste methode wordt gebruik gemaakt van een katheter met verschillende kanaaltjes die elk worden geperfundeerd met water (water-perfusiemanometrie). Bij de perfusiemanometrie wordt de intraluminele druk door de met water gevulde kanaaltjes in de katheter doorgegeven tot de druksensoren buiten het lichaam. De omzetting van de druk in elk van de waterkanaaltjes tot een elektrisch signaal vindt dus buiten het lichaam plaats. Voor de perfusie van de kanalen maakt men gebruik van hiertoe speciaal ontwikkelde systemen die ervoor zorgen

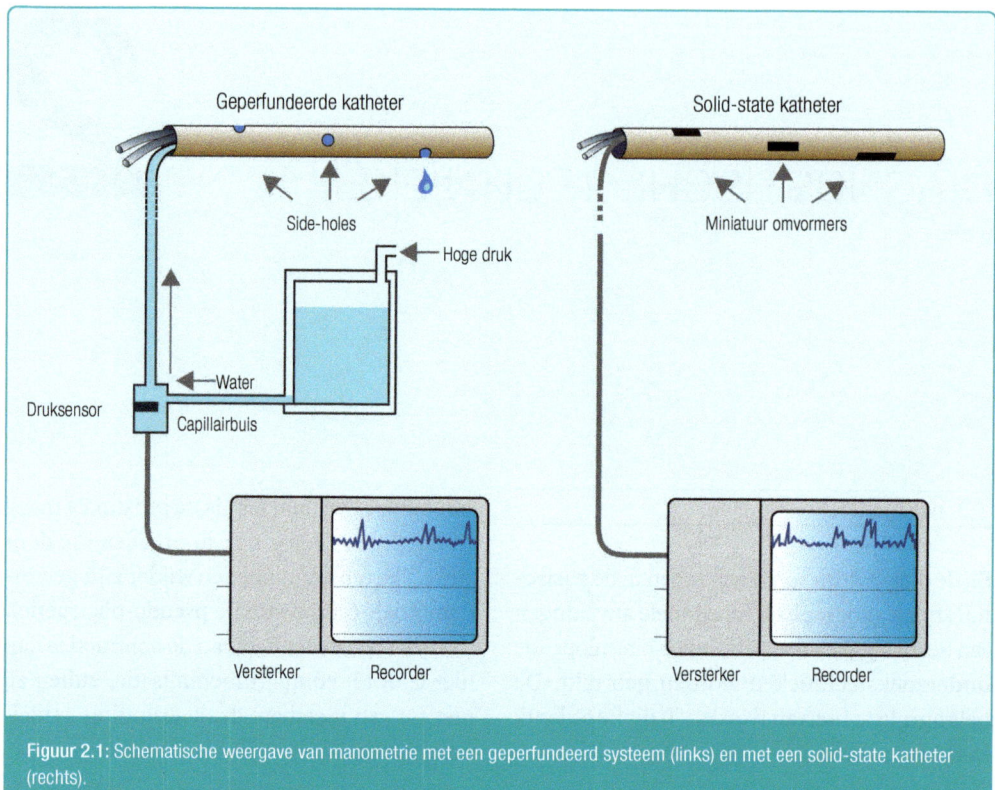

Figuur 2.1: Schematische weergave van manometrie met een geperfundeerd systeem (links) en met een solid-state katheter (rechts).

dat de perfusiesnelheid laag is (tussen 0,08 en 0,3 ml/minuut) en dat deze perfusiesnelheid niet wordt beïnvloed door drukveranderingen. Het water dat door de kanaaltjes stroomt, verlaat deze gewoonlijk door een zijwaarts gerichte opening ('side-hole').

Deze techniek is geschikt om er de peristaltiek (bijvoorbeeld in de slokdarm) mee te bestuderen, maar heeft haar beperkingen wanneer het gaat om de registratie van de drukken in een sfincter. Door bewegingen, zoals veroorzaakt door de ademhaling of peristaltiek, kan een geperfundeerde opening gemakkelijk in en uit de sfincter schieten, waardoor het signaal moeilijk te interpreteren wordt. Om dit pro-

bleem te ondervangen, werd in 1976 de zogenaamde 'sleeve sensor' geïntroduceerd door de Australische maag-darm-leverarts John Dent. De sleeve sensor bestaat uit een vijf tot zes centimeter lange membraan die op de manometrische katheter is gemonteerd. Onder het membraan door stroomt water. Hiermee wordt de hoogste druk over het traject van het membraan gemeten. Vooral bij onderzoek van de onderste slokdarmsfincter (LES) wordt de Dent-sleeve veel gebruikt (figuur 2.2).

Men kan de druk in een sfincter ook meten door de katheter langzaam door de sfincter heen te trekken, terwijl men de druk registreert ('terugtrekprofiel').

Diagnostische technieken

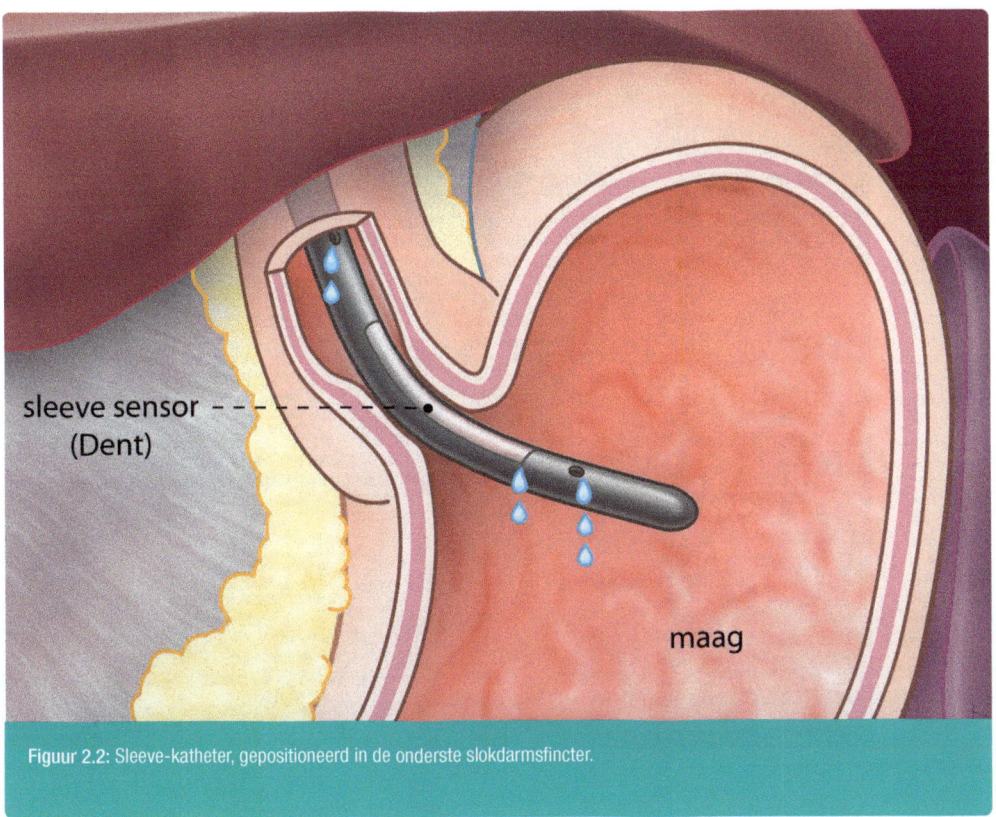

Figuur 2.2: Sleeve-katheter, gepositioneerd in de onderste slokdarmsfincter.

Een tweede methode voor manometrie in het maag-darmkanaal maakt gebruik van mini-drukopnemers. Deze techniek wordt wel de 'solid-state'-techniek genoemd. De drukopnemers die in een katheter zijn gemonteerd, zetten ter plekke (dus in het lichaam) de druk om in een elektrisch signaal. Bij deze techniek wordt de katheter dus niet geperfundeerd met water. Hierdoor is de solid-state techniek ook geschikt voor drukmetingen bij ambulante patiënten. Dit biedt voordelen wanneer een langdurige drukmeting gewenst is (bijvoorbeeld bij patiënten met niet-cardiale pijn op de borst en bij manometrie van de dunne darm).

De voordelen van geperfundeerde manometrische katheters zijn dat ze relatief goedkoop en zeer duurzaam zijn. Een nadeel is dat het bedrijfsklaar maken van de manometrische apparatuur tijdrovend kan zijn, omdat alle geperfundeerde kanalen met een constante waterstroom doorspoeld moeten worden en het water geen luchtbelletjes mag bevatten.
Nadelen van de 'solid-state'-manometrie zijn de hoge prijs van de katheters en de hogere kwetsbaarheid daarvan. Het grote voordeel is het gemak van de bediening en de mogelijkheid tot ambulante registratie.

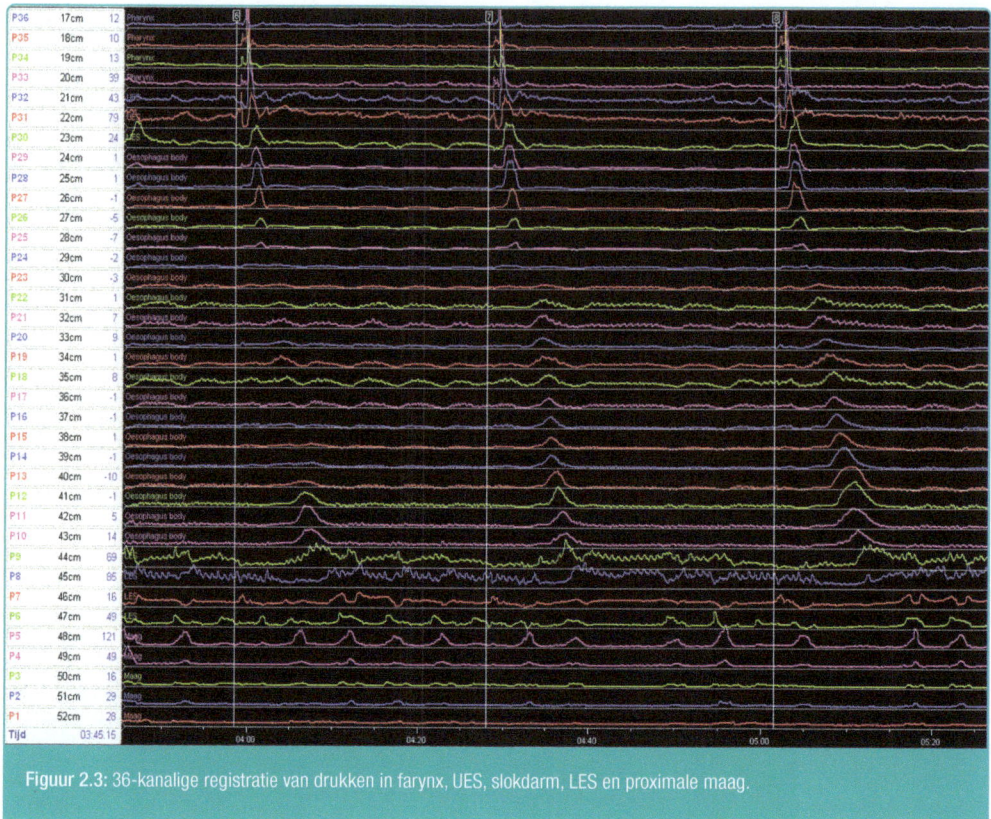

Figuur 2.3: 36-kanalige registratie van drukken in farynx, UES, slokdarm, LES en proximale maag.

2.4 HOGERESOLUTIEMANOMETRIE

Onder hogeresolutiemanometrie verstaat men de techniek waarbij een groot aantal dicht bij elkaar gelegen drukopnemers wordt gebruikt. De afstand tussen de afzonderlijke sensoren is meestal 1 cm, soms zelfs nog kleiner. Hogeresolutiemanometrie kan al langere tijd worden uitgevoerd met behulp van een geperfundeerde katheter, maar sinds enkele jaren ook met een solid-state katheter. Momenteel zijn 36-kanalige solid-state katheters op de markt, met sensoren op 1 cm afstand.

Tot op dit moment wordt de hogeresolutiemanometrie vooral toegepast in de slokdarm.

Wanneer een 36-kanalige katheter met sensoren op 1 cm afstand van elkaar in de slokdarm wordt gepositioneerd, 'ziet' de katheter alle belangrijke structuren, te weten de UES, het slokdarmlichaam en de LES. Dit heeft tot voordeel dat de positionering van de katheter gemakkelijker is en dat de manometrie door een minder ervaren persoon kan worden uitgevoerd.

Wanneer 36 druksignalen worden geregistreerd, wordt het moeilijk om al deze signalen tegelijkertijd te overzien. De conventionele manier van weergeven als curve met tijd op de horizontale as en druk op de verticale as, levert onoverzichtelijke resultaten op (figuur 2.3). Men is er daarom toe overgegaan om de am-

Diagnostische technieken

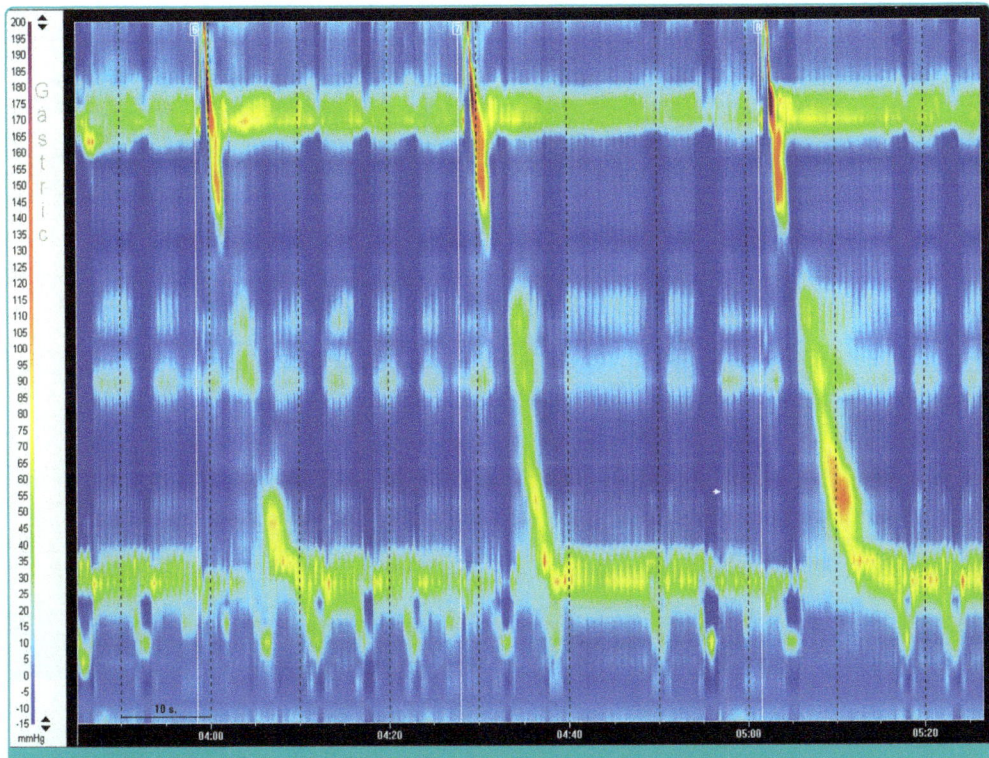

Figuur 2.4: Dezelfde druksignalen als in figuur 2.3, maar nu weergegeven als kleurenplot.

plitude van de druk als een kleur weer te geven. Hierdoor wordt als het ware een derde dimensie aan de figuur toegevoegd (figuur 2.4).

2.5 pH-METRIE

Meting van de intraluminale pH vindt vooral toepassing in de slokdarm en in mindere mate in de maag. De meest toegepaste techniek voor pH-metrie maakt gebruik van een miniatuur pH-elektrode op een flexibele katheter. Deze wordt via de neus ingebracht en op een vooraf bepaalde plaats gepositioneerd. Voor slokdarm pH-meting wordt over het algemeen een positie van 5 cm boven de bovengrens van de LES gekozen. De katheter wordt aan de neus vastgeplakt en aangesloten aan een draagbare digitale datarecorder (figuur 2.5). Deze recorder kan aan een riem of aan een schouderband worden gedragen.

Over het algemeen vindt de meting gedurende 24 uur plaats en gaat de patiënt met de apparatuur naar huis. De patiënt kan tijdens het onderzoek met een drukknop op de recorder aangeven wanneer er klachten, zoals zuurbranden, optreden.

Er zijn drie verschillende typen van pH-elektroden verkrijgbaar. Ten eerste is er de glaselek-

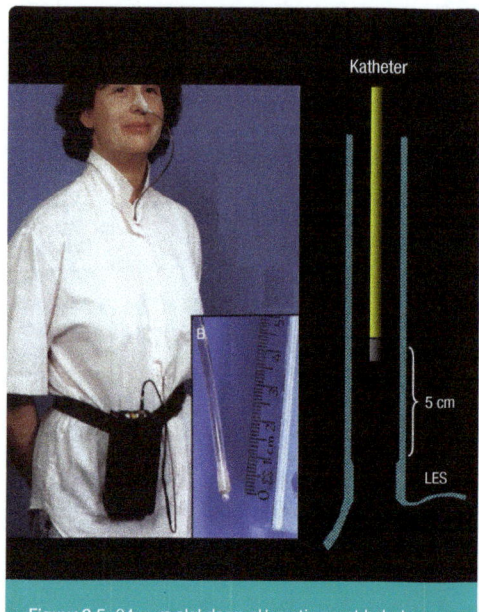

Figuur 2.5: 24 uurs slokdarm pH-meting met behulp van een transnasaal ingebrachte katheter.

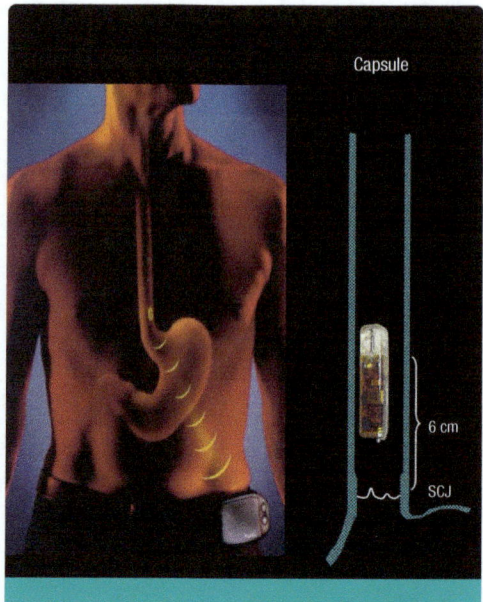

Figuur 2.6: 24 uurs slokdarm pH-meting met behulp van een telemetrische capsule (SCJ = Z-lijn).

Bron: Given Images

trode die over het algemeen als de gouden standaard wordt beschouwd. De antimoonelektrode mag zich in een grote populariteit verheugen, maar de technische prestaties van de antimoon pH-elektrode doen duidelijk onder voor die van de glaselektrode. Ten derde is pH-meting mogelijk met een zogeheten ion-sensitive field effect transistor (ISFET). De prestaties van dit type elektrode zijn bijna hetzelfde als die van de glaselektrode.

In de afgelopen jaren is het ook mogelijk geworden om zonder katheter een pH-meting te verrichten. Hiervoor werd een capsule ontwikkeld die behalve een pH-elektrode (antimoon) ook een minizendertje bevat. Deze capsule wordt met een metalen pennetje aan de mucosa in de distale slokdarm geclipt (figuur 2.6).

Met een buiten het lichaam geplaatste ontvanger worden gedurende 24 tot 48 uur de signalen van de capsule opgevangen en opgeslagen. Het voordeel van deze manier van meten is dat er geen voor de patiënt vervelende katheter door de keel en een neusgat loopt. Het nadeel van de capsule is de hogere kostprijs. Bij een minderheid van de patiënten veroorzaakt de aanwezigheid van de capsule in de distale slokdarm pijn.

2.6 IMPEDANTIEMETING

Impedantie is de elektrische weerstand voor wisselstroom. Impedantie is te vergelijken met de elektrische weerstand voor een gelijkstroom, zoals we die kennen uit de wet van Ohm. Zowel de gelijkstroomweerstand als de wisselstroomimpedantie wordt uitgedrukt in Ohm (Ω). Er zijn verschillende toepassingen van impedantiemeting in het menselijk lichaam. Een hiervan is de meting van de intraluminale

Diagnostische technieken

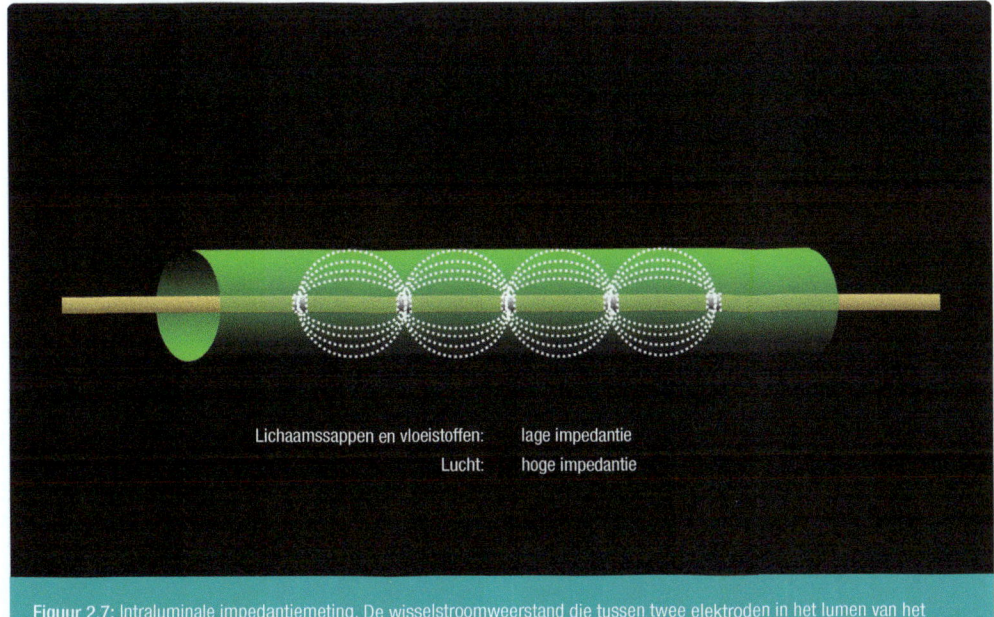

Figuur 2.7: Intraluminale impedantiemeting. De wisselstroomweerstand die tussen twee elektroden in het lumen van het maag-darmkanaal wordt ondervonden, is afhankelijk van de inhoud van het kanaal.

impedantie in het maag-darmkanaal met behulp van een katheter waarop ringvormige elektroden zijn bevestigd. Een wisselstroompje dat van de ene naar de andere elektrode loopt, ondervindt een impedantie die afhankelijk is van wat er zich tussen deze twee elektroden bevindt (figuur 2.7).

Wanneer de stroom door lucht loopt, zal deze een bijna oneindig hoge weerstand (impedantie) ontmoeten. Wanneer zich echter een geleidende vloeistof, zoals speeksel of maagsap, tussen de elektroden bevindt, is de impedantie laag. Op deze manier kan intraluminale impedantiemeting worden gebruikt om de passage van lucht en vloeistof door het maag-darmkanaal te bestuderen. Intraluminale impedantiemeting wordt het meest toegepast in de slokdarm.

In de slokdarm kan de intraluminale impedantiemeting voor twee doeleinden worden gebruikt, namelijk voor de bestudering van de passage van een doorgeslikte bolus en voor de bestudering van gastro-oesofageale reflux. De toepassing voor passagestudies wordt meestal gecombineerd met manometrie. Men gebruikt dan een manometrische katheter waarop ook een aantal impedantie-elektroden zijn bevestigd, zodat er informatie kan worden verzameld over zowel de contractiedruk na het slikken als van de passage van doorgeslikte vloeistoffen (figuur 2.8).

Wanneer impedantiemeting wordt gebruikt om gastro-oesofageale reflux te onderzoeken, gebruikt men een katheter waarop zich ook een pH-elektrode bevindt. Meestal wordt dan gedurende 24 uur geregistreerd bij de ambulante patiënt (figuur 2.9). Met de impedantiemeting

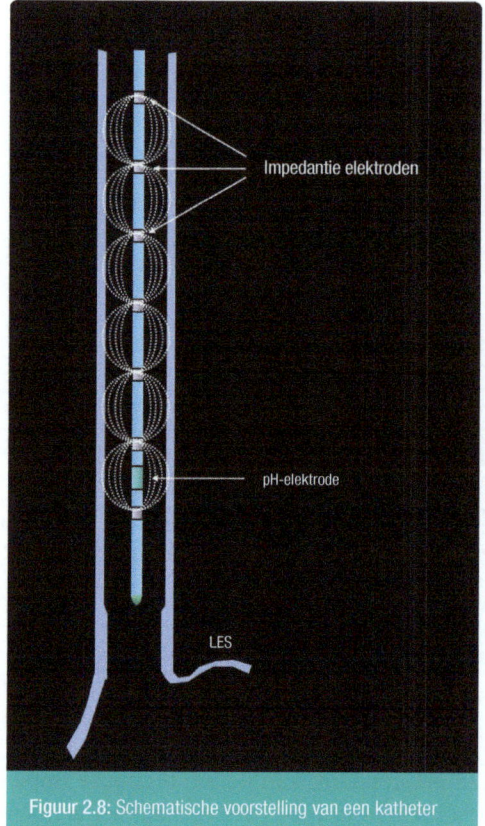

Figuur 2.8: Schematische voorstelling van een katheter met impedantie-elektroden en een pH-elektrode, geschikt voor 24 uursrefluxmeting in de slokdarm.

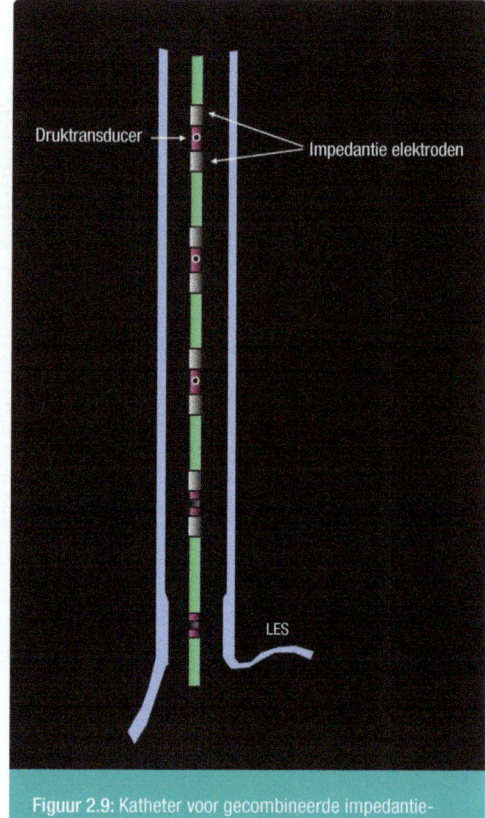

Figuur 2.9: Katheter voor gecombineerde impedantie- en drukmeting in de slokdarm.

kan men iedere gasvormige en vloeibare reflux episode detecteren, terwijl de pH-meting de pH van iedere refluxepisode weergeeft.

2.7 RÖNTGENONDERZOEK

Sinds de ontdekking van de röntgenstralen is röntgenonderzoek van het maag-darmkanaal niet alleen gebruikt om de anatomie van dit kanaal te bestuderen, maar ook om de functie ervan te onderzoeken. Ondanks het ter beschikking komen van veel nieuwe onderzoekstechnieken is de röntgenmethode nog steeds volop in gebruik. Een nadeel van een röntgenonderzoek is uiteraard de stralenbelasting die ermee gepaard gaat. Deze maakt langdurige waarneming niet mogelijk.

Bij röntgenonderzoek van het maag-darmkanaal wordt vaak bariumpap gebruikt om delen van het kanaal zichtbaar te maken. Voor onderzoek van de slokdarm en maag wordt de bariumpap ingeslikt, voor onderzoek van de dunne darm wordt deze meestal met behulp van een sonde in het duodenum ingespoten en voor onderzoek van de dikke darm wordt de bariumpap rectaal ingebracht. Voor sommige doeleinden wordt de zogenaamde dubbelcontrasttechniek gebruikt waarbij behalve bariumpap ook lucht of gas in het kanaal wordt gebracht. De radio-opake pap kleeft aan de wand terwijl de radiolucente lucht het lumen vult. Hierdoor kunnen slijmvliescontouren beter worden gevisualiseerd.

Terwijl bariumcontrastonderzoek vooral van belang is voor het uitsluiten van organische afwijkingen (zoals een stenose met proximaal hiervan een dilatatie), kan het ook worden gebruikt voor het bestuderen van de functie van delen van het maag-darmkanaal. Zo kan bij een slokdarmonderzoek met bariumsuspensie of een combinatie van bariumsuspensie met een vaste bolus zoals een marshmallow een goede indruk worden verkregen van de transportfunctie van dit orgaan.

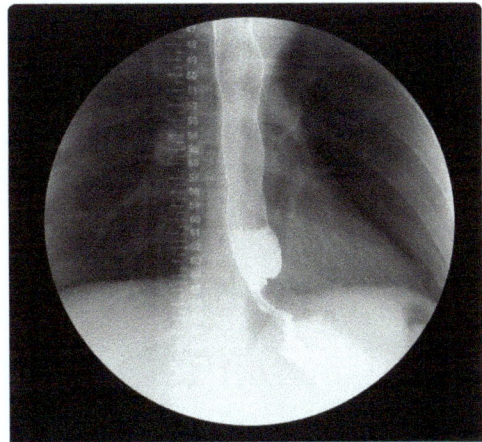

Figuur 2.10: 'Timed barium esophagogram'. De slokdarm wordt op vastgestelde tijdstippen na inname van contrastvloeistof gefotografeerd, waarbij een liniaal in het beeld is opgenomen.

2.8 TIMED BARIUM ESOPHAGOGRAM

De 'timed barium esophagogram'-techniek is een gestandaardiseerde manier om de slokdarmlediging te volgen bij patiënten met achalasie. Na inname van een standaard hoeveelheid bariumpap neemt men op vastgestelde tijdstippen een voorachterwaartse foto waarbij ook een liniaal wordt gefotografeerd. Op deze manier kan zowel de lediging als de diameter van de slokdarm in maat en getal worden vastgelegd (figuur 2.10).

2.9 DEFECOGRAFIE

Een andere gespecialiseerde röntgentechniek waarmee de motorische functie van het maag-darmkanaal kan worden bestudeerd, is de defecografie. Hierbij wordt het rectum gevuld met contrastmateriaal dat ongeveer de viscositeit van normale feces heeft. De patiënt neemt hierna plaats op een toiletstoel. Met een rönt-

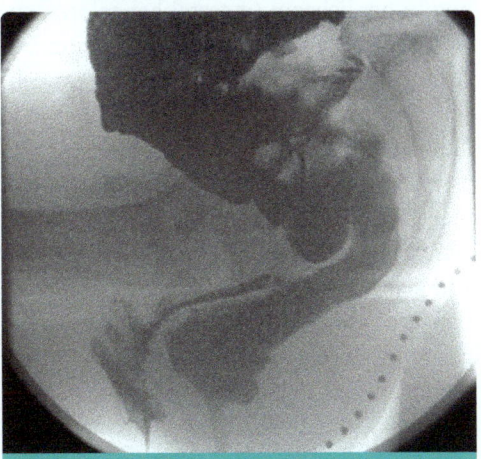

Figuur 2.11: Defecogram. Op de zijdelingse opname herkent men van voor naar achter de vagina, het rectum, de anus en het os sacrum. De bilspleet is gemarkeerd met een reeks loden kogeltjes.

gencamera kan dan een film worden gemaakt van het defecatieproces. Op de opname kan men de bewegingen en verplaatsingen van het rectum, het anale kanaal en de bekkenbodem tijdens de defecatie waarnemen (figuur 2.11).

Bij de analyse let men op het verstrijken van de hoek tussen anus en rectum, het neerdalen van de bekkenbodem, het openen van het anale kanaal en de uitdrijving van het contrastmiddel. Daarnaast kunnen anatomische afwijkingen zoals een rectokèle, enterokèle of intussusceptie worden aangetoond of uitgesloten.

2.10 PELLETPASSAGETEST

De pelletpassagetest is een veel toegepaste methode voor het schatten van de passagetijd van mond naar anus. Men maakt gebruik van radio-opake korreltjes of ringetjes die de patiënt inslikt. Vervolgens wordt op één of meer buikoverzichtsfoto's geteld hoeveel van de ringetjes nog in het lichaam (meestal het colon) aanwezig zijn. Er zijn verschillende varianten van deze test in omloop. Een van de meest eenvoudige en meest gebruikte is de Hinton-test; hierbij worden 20 pellets ingenomen (op dag 0), op een röntgenfoto op dag 5 mogen niet meer dan 4 pellets nog in de darm aanwezig zijn. Wanneer meer dan 4 pellets in het colon zijn achtergebleven, spreekt men van 'slow transit constipation' (figuur 2.12). Omdat de passagetijd door het maag-darmkanaal vooral bepaald wordt door die van het colon, meet de pelletpassagetijd vooral de colonpassage.

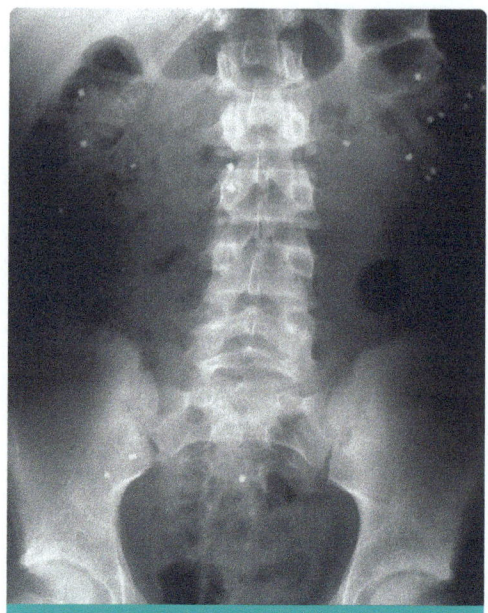

Figuur 2.12: De pelletpassagetest. De 'pellets' zijn als ringetjes in het verloop van het colon zichtbaar.

2.10 BUIKOVERZICHTSFOTO

Ook zonder enig contrastmiddel kan een röntgenfoto van het abdomen (buikoverzichtsfoto) informatie verschaffen over de functie van maag, dunne darm en colon. Op een dergelijke foto kunnen feces, vloeistoffen en lucht worden onderscheiden. In liggende toestand kan de foto uitgezette darmlissen en eventuele fe-

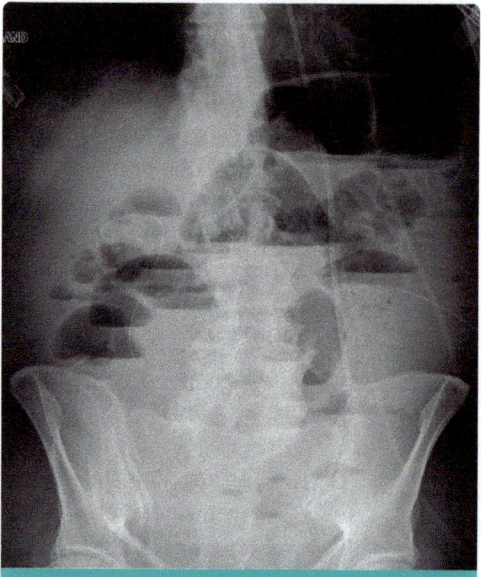

Figuur 2.13: Staande buikoverzichtsfoto bij een patiënt met een pseudo-obstructiesyndroom. Er zijn lucht-vloeistofspiegels in de dunne en dikke darm zichtbaar.

cale beschaduwingen laten zien. In staande houding kunnen lucht-vloeistofspiegels in dunne of dikke darm zichtbaar zijn. Spiegels duiden normaliter op een ernstige stoornis in de passage, zoals een ileus (figuur 2.13). Ook bij een pseudo-obstructiesyndroom kunnen lucht-vloeistofspiegels op de buikoverzichtsfoto zichtbaar worden. Het moge duidelijk zijn dat men op een buikoverzichtsfoto vooral kijkt naar de gevolgen van een eventuele motoriekstoornis en niet naar de bewegingen zelf.

2.11 SCINTIGRAFIE

Scintigrafisch onderzoek maakt gebruik van een radio-isotoop en een gammacamera om de passage of het transport van de radio-isotoop door het maag-darmkanaal te visualiseren en te kwantificeren. Scintigrafisch onderzoek biedt het voordeel dat langdurige observatie van transport mogelijk is op een voor de patiënt weinig belastende manier. Het nadeel van scintigrafie is dat het oplossend vermogen niet groot is en dat een zekere hoeveelheid ioniserende straling moet worden toegediend. De meest gebruikte scintigrafische techniek om de motoriek van het maag-darmkanaal te bestuderen, is maaglediginsonderzoek. Daarnaast worden scintigrafische technieken gebruikt voor de meting van het transport door de dunne en dikke darm en voor galtransport.

2.13 MAAGLEDIGINGSONDERZOEK

Scintigrafie geldt als de gouden standaard voor onderzoek van de maaglediging. Zowel vloeibare, vaste als gemengd vloeibare/vaste maaltijden worden toegepast. De meeste gebruikte radioactieve marker is Technetium-99m (^{99m}Tc). Deze isotoop heeft een halfwaardetijd van circa 6 uur. Ook wordt wel gebruik gemaakt van het isotoop Indium-113 (^{113}In) met een halfwaardetijd van 90 minuten. Met behulp van de dubbel-isotooptechniek kunnen de vloeibare en vaste component van een maaltijd tegelijkertijd worden bestudeerd. De vloeibare component wordt dan bijvoorbeeld gelabeld met ^{113}In en de vaste component met ^{99m}Tc. Omdat de maagledigingssnelheid afhankelijk is van de samenstelling van de maaltijd, kunnen normaalwaarden die met de ene maaltijd zijn verkregen, niet zonder meer worden toegepast voor de andere maaltijd. Ieder motiliteitslaboratorium dat scintigrafisch onderzoek van de maag verzorgt, zal dus of zijn eigen normaalwaarden moeten vaststellen of de techniek van een ander centrum exact moeten overnemen.

Bij de analyse van scintigrafisch maagledigingsonderzoek wordt een curve van de activiteit in de maagregio als functie van de tijd geconstrueerd (figuur 2.14). Belangrijke parameters zijn de tijd tussen ingestie en het begin van de ontlediging ('lag phase'), de maagledigingssnelheid (in procenten per uur) en de retentie na één en twee uur (in procenten van de ingenomen dosis).

2.14 DUNNE- EN DIKKEDARM-PASSAGETIJDMETING

Na inname van een radioactief gemerkte proefmaaltijd kan de verplaatsing van dit voedsel in de dunne darm worden gemeten. Het moment waarop de eerste radioactiviteit in het coecum aankomt, is gewoonlijk goed te bepalen. Over het algemeen wordt de meting van de dunnedarmpassagetijd klinisch echter van minder belang geacht. De meting van de dikkedarmpassagetijd met scintigrafische technieken wordt ook slechts in weinig klinieken toegepast. Deze techniek maakt het echter mogelijk

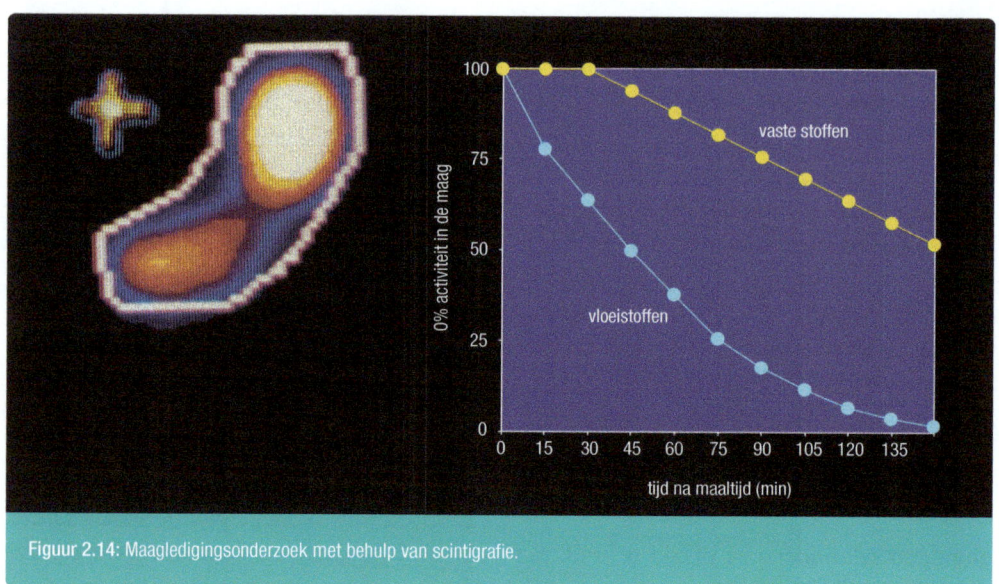

Figuur 2.14: Maagledigingsonderzoek met behulp van scintigrafie.

om niet alleen de totale dikkedarmpassagetijd maar ook de regionale transittijden te meten.

2.15 HIDA-SCINTIGRAFIE

Met behulp van radioactieve markers kan men ook het transport van gal visualiseren. Meestal gebruikt men hiervoor iminodiacetic acid (IDA). Radioactief gelabeld IDA dat intraveneus wordt ingespoten, wordt na enige tijd in de gal uitgescheiden. Met een gammacamera kan men het transport van de gal naar de galblaas en de lediging van de galblaas als reactie op een testmaaltijd bestuderen. De methode wordt meestal HIDA-scan genoemd (hepatobiliaire IDA).

2.16 ECHOGRAFIE

Ultrageluid kan worden gebruikt om de vulling en de bewegingen van sommige delen van het maag-darmkanaal te visualiseren. Tegenwoordig is niet alleen uitwendige echografie mogelijk, maar ook echografie vanuit het lumen van de darm (endoscopische ultrasonografie, EUS). Uitwendige echografie kan goed gebruikt worden voor de bestudering van de lediging van de galblaas. Na toediening van een vetrijke maaltijd of een reep chocolade contraheert de galblaas en neemt het volume van dit orgaan sterk af (figuur 2.15).

Ook de interdigestieve galblaaslediging, samenhangend met het interdigestief migrerend complex, kan met behulp van echografie worden waargenomen.

Echografie van de maag wordt in sommige centra gebruikt om een indruk van de maaglediging te krijgen. Dit kan op twee manieren. Allereerst kan men de diameter van het maagantrum meten als functie van de tijd na inname van een testmaaltijd. De hiermee gevonden antrumledigingscurve correleert goed met de scintigrafisch waargenomen maaglediging.

Diagnostische technieken

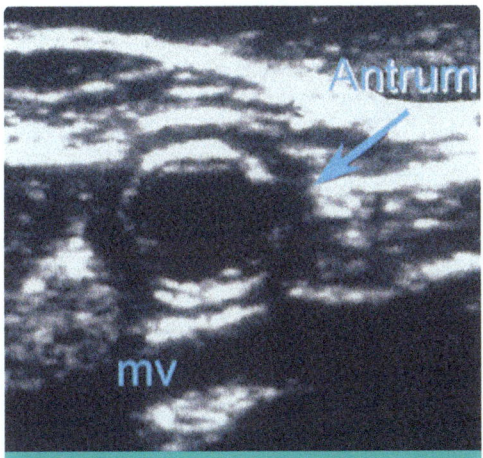

Figuur 2.15: Echografische meting van de antrale diameter wordt in sommige centra gebruikt voor de schatting van de maagledigingssnelheid.

De endoscopische echografie van bewegingen van het maag-darmkanaal is tot nu toe beperkt gebleven tot wetenschappelijk onderzoek. Zo heeft men kunnen vaststellen dat de slokdarm behalve circulaire contracties ook belangrijke longitudinale contracties vertoont. Deze laatste kunnen niet met behulp van manometrie worden gedetecteerd. Longitudinale contracties van de slokdarm lijken verantwoordelijk te zijn voor een deel van de onbegrepen retrosternale pijnaanvallen en perioden van zuurbranden bij patiënten met functionele slokdarmstoornissen.

2.17 ELEKTROMYOGRAFIE

Het is ook mogelijk om met behulp van een driedimensionale reconstructietechniek het totale volume van de maag te berekenen en op deze manier de lediging te kwantificeren (figuur 2.16).

Zowel dwarsgestreepte als gladde spiercellen produceren contracties tijdens elektrische activiteit. Die elektrische activiteit ('spike activity') is het gevolg van veranderingen in de elektrische potentiaal over het celmembraan. Daarnaast hebben de gladde spiercellen van het maag-darmkanaal als bijzonderheid dat

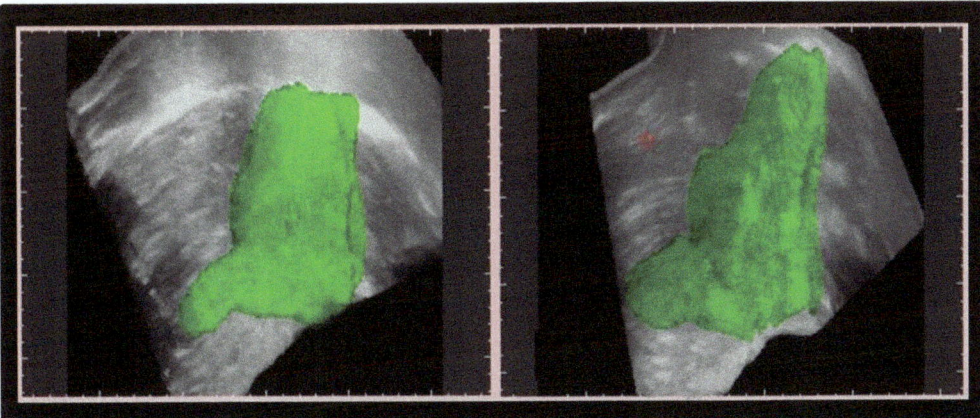

Figuur 2.16: 3-D echografie van de maag. Het geconstrueerde maagvolume is in groen aangegeven. Links is de maag van een gezonde proefpersoon afgebeeld, rechts de maag van een patiënt met functionele dyspepsie. De maaginhoud bij de dyspeptische patiënt is abnormaal verdeeld (meer in antrum, minder in corpus en fundus).

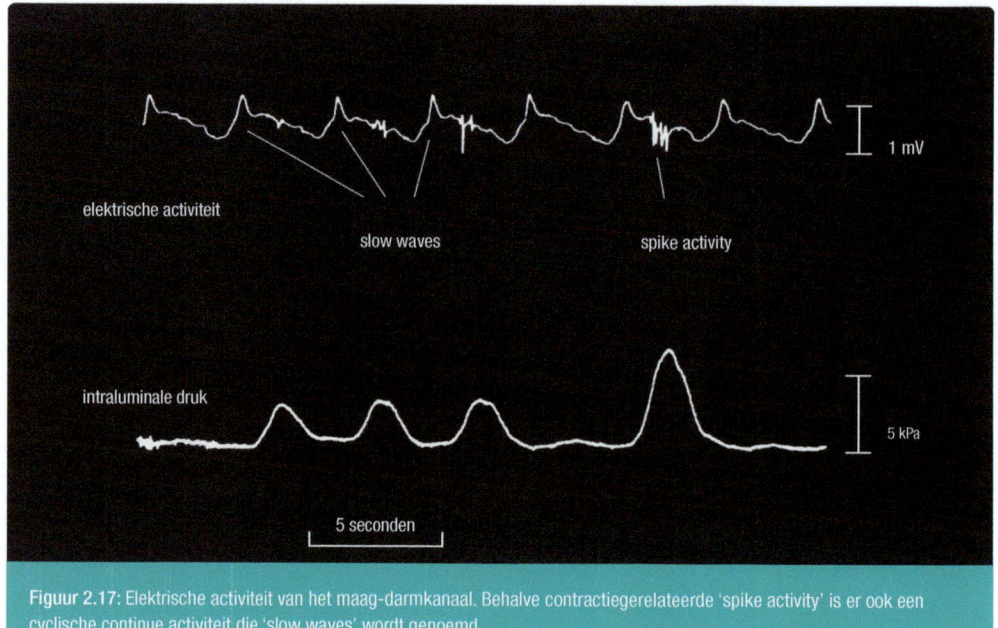

Figuur 2.17: Elektrische activiteit van het maag-darmkanaal. Behalve contractiegerelateerde 'spike activity' is er ook een cyclische continue activiteit die 'slow waves' wordt genoemd.

zij ook elektrische activiteit genereren wanneer zij niet contractiel actief zijn. Deze activiteit wordt basaal elektrisch ritme, 'slow waves' of 'electrical control activity' genoemd (figuur 2.17). De frequentie van de slow waves is orgaanspecifiek.

Elektromyografie van de gladde spieren van het maag-darmkanaal is een techniek die uitsluitend wordt gebruikt voor wetenschappelijk onderzoek. Elektroden kunnen vanuit het darmlumen worden aangebracht op de mucosa of operatief op de serosa. Deze technieken maken de registratie van zowel de slow waves als de contractiegerelateerde actiepotentialen van de spiercellen mogelijk.

Elektromyografie van de dwarsgestreepte spieren van de externe anale sfincter en de bekkenbodem kan worden uitgevoerd met zowel naaldelektroden die tot in deze spieren worden gestoken als met oppervlakte-elektroden. Voor de anale sfincter worden ook wel elektroden gebruikt die op een plug zijn gemonteerd die in het anale kanaal wordt ingebracht. In het verleden werd elektromyografie van de externe anale sfincter wel toegepast om defecten in deze sfincter te lokaliseren. Tegenwoordig wordt voor dit doel anale echografie gebruikt.

2.18 ELEKTROGASTROGRAFIE

Onder elektrogastrografie (EGG) verstaat men het vanaf van het lichaamsoppervlak afleiden van de elektrische activiteiten die door de gladde spiercellen van de maag worden gegenereerd (figuur 2.18).

Het EGG-signaal is bij benadering sinusvormig en de frequentie van de sinus is 2,8 tot 3,2 cycli per minuut (figuur 2.19). Het signaal is continu te registreren, ongeacht de aanwezigheid van

Diagnostische technieken

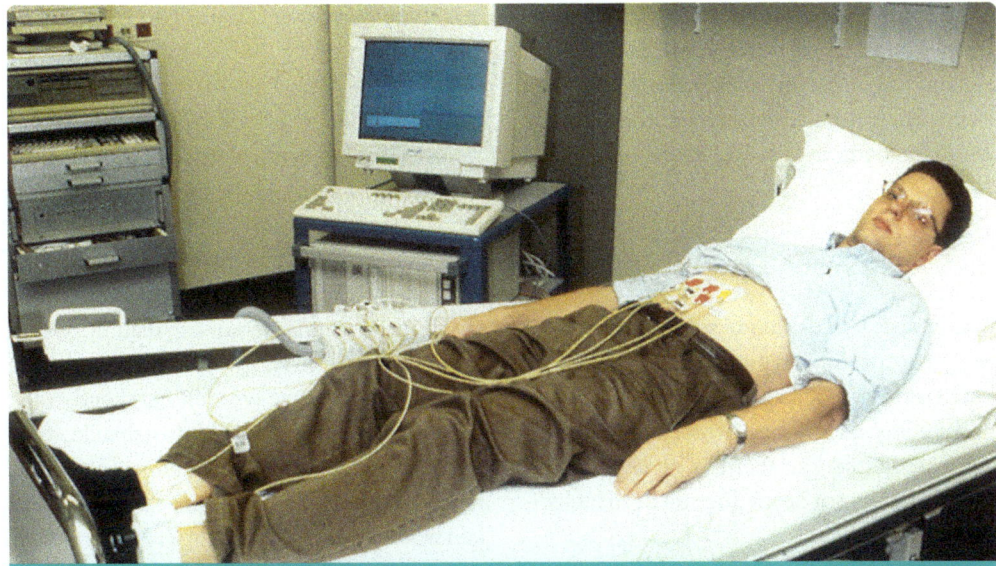

Figuur 2.18: Elektrogastrografie. Met behulp van elektroden op de buikhuid wordt de elektrische activiteit van de maag geregistreerd.

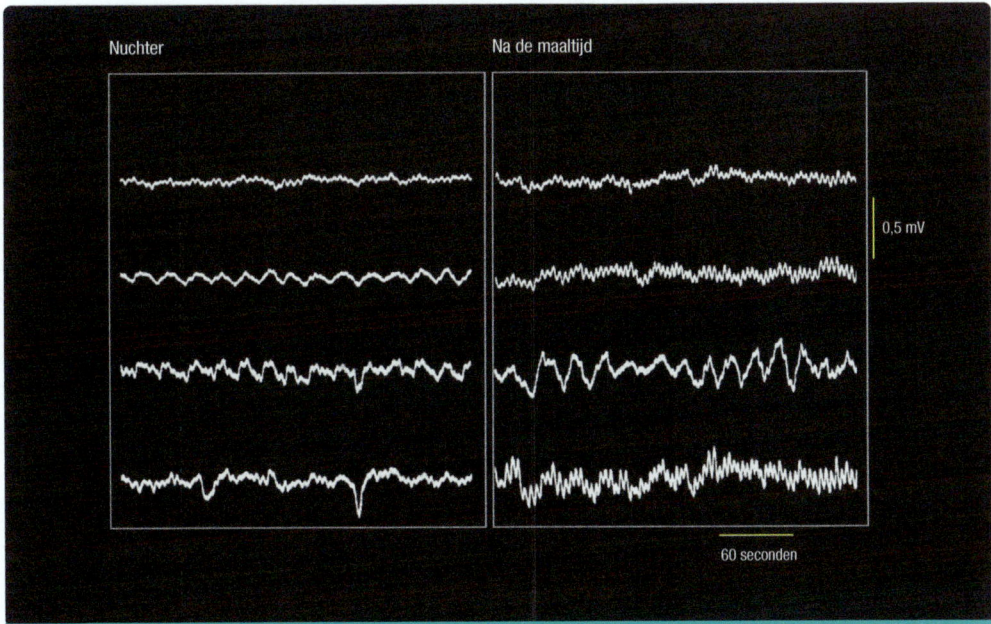

Figuur 2.19: Geregistreerde elektrogastrografische signalen in nuchtere toestand (links) en na de maaltijd (rechts). Na de maaltijd is er een toename van de amplitude van de sinusvormige elektrische activiteit..

contracties in de distale maag. Wanneer contracties optreden wordt de amplitude van het signaal hoger. De diagnostische waarde van elektrogastrografie is zeer beperkt en daarom wordt de methode niet veel toegepast.

2.19 ADEMTESTS

Er zijn twee verschillende soorten ademtests waarmee men informatie over de passage door het maag-darmkanaal kan verkrijgen. Dit zijn de waterstof-ademtest waarmee de mond-coecumpassagetijd kan worden gemeten en de ^{13}C-ademtest voor de meting van de maagledigingssnelheid.

2.19.1 Waterstof-ademtest

Het principe van de waterstof-ademtest berust op het feit dat bacteriën in het maag-darmkanaal koolhydraten kunnen metaboliseren en daarbij waterstofgas (H_2) produceren. Dit waterstofgas wordt gedeeltelijk opgenomen, komt in het bloed terecht en wordt uiteindelijk uitgeademd. Wanneer een proefmaaltijd met een niet-resorbeerbaar koolhydraat (bijvoorbeeld lactulose) wordt genuttigd, dan passeert het koolhydraat onveranderd de dunne darm totdat het in het coecum aankomt. Dit zal na 90 tot 120 minuten het geval zijn. In het colon wordt het koolhydraat snel door bacteriën gemetaboliseerd en er wordt waterstofgas geproduceerd. De tijd tussen de inname van de testmaaltijd en de stijging van de waterstofconcentratie in de uitgeademde lucht is dus een maat voor de mond-coecumpassagetijd (figuur 2.20).

Bij bacteriële overgroei van de dunne darm vindt men een onverwacht vroege piek in de waterstofcurve. Onder deze omstandigheid kan men dus de versnelde passage van maag en dunne darm niet differentiëren van bacteriële overgroei.

2.19.2 ^{13}C ademtest

Koolstof-13 (^{13}C) is een niet-radioactief isotoop. Wanneer een maaltijd die met deze isotoop is gemerkt wordt genuttigd, verschijnt na enige tijd $^{13}CO_2$ in de uitgeademde lucht. Uit de concentratie $^{13}CO_2$ in de lucht die op vastgestelde tijdstippen na inname van een maaltijd wordt uitgeblazen, kan via complexe formules de maagledigingscurve worden berekend. Vaak wordt als teststof octaanzuur gebruikt, omdat deze stof in de maag niet uiteenvalt en pas na opname in de dunne darm gemetaboliseerd kan worden. De maaglediging is dus de 'rate-limiting step' in het proces van $^{13}CO_2$-vorming. De maagledigingssnelheid zoals gemeten met ^{13}C-ademtest correleert goed met de maagledigingssnelheid gemeten met de gouden standaardtechniek, de scintigrafie. De techniek is gemakkelijk toepasbaar en patiëntvriendelijk en daarom wordt ze op grote schaal toegepast.

2.19.3 Barostattechniek

Barostat is een techniek waarbij de druk in een in het maag-darmkanaal geplaatste met lucht gevulde zak constant wordt gehouden. Veranderingen in de tonus van de wand van het maag-darmkanaal die zouden leiden tot een verandering in de druk in de zak, worden door een buiten het lichaam geplaatste luchtpomp gecompenseerd, zodanig dat de druk in de zak constant blijft (figuur 2.21).

Door de hoeveelheid lucht in de zak voortdurend te registreren, kan men indirect de tonus van de orgaanwand bestuderen. Met deze techniek worden vooral de tonus in de maag en in de dikke darm onderzocht. Gezien de bewerkelijke en invasieve aard van het onderzoek wordt

Diagnostische technieken

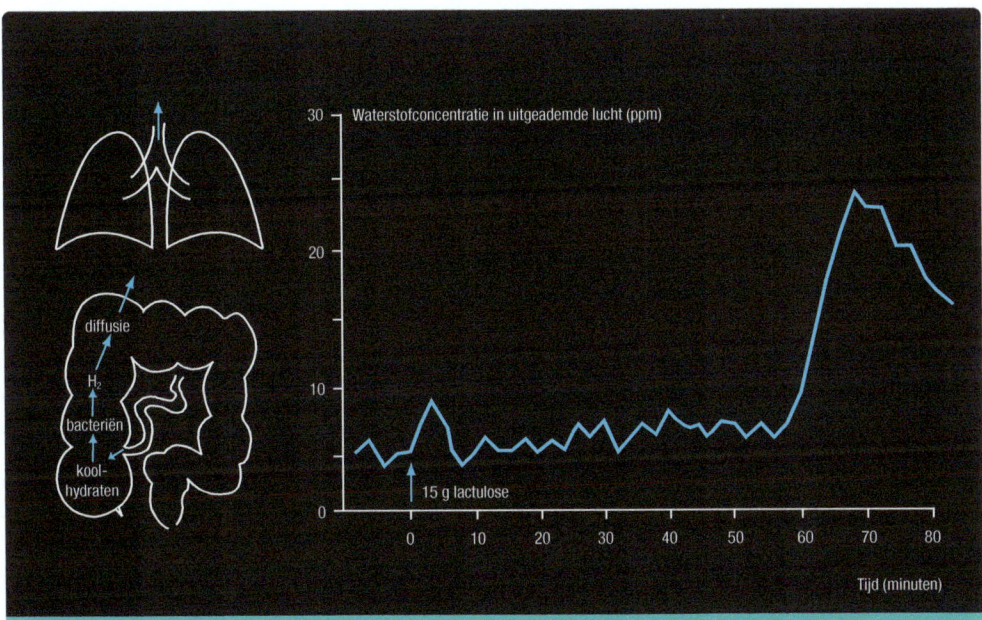

Figuur 2.20: Waterstof-ademtest. Na inname van 15 gram lactulose stijgt de waterstofconcentratie in de uitgeademde lucht als de lactulose het colon heeft bereikt.

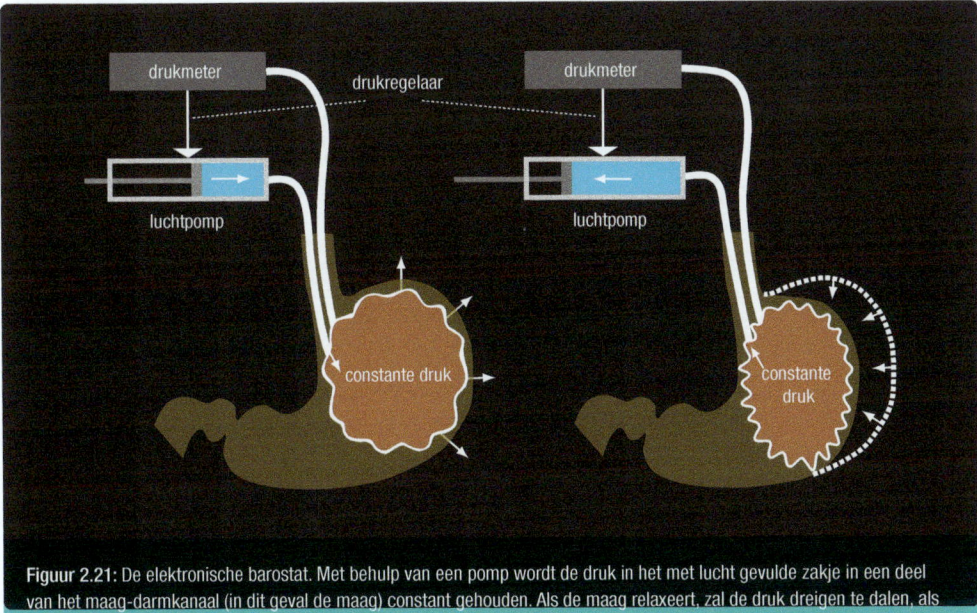

Figuur 2.21: De elektronische barostat. Met behulp van een pomp wordt de druk in het met lucht gevulde zakje in een deel van het maag-darmkanaal (in dit geval de maag) constant gehouden. Als de maag relaxeert, zal de druk dreigen te dalen, als de maag contraheert dreigt de druk op te lopen, maar de barostat compenseert dit door lucht in het zakje te pompen of uit het zakje te zuigen. Door het volume in de zak continu te meten, krijgt men een indruk over de tonus in het orgaan.

tonusmeting met behulp van de barostat nauwelijks klinisch toegepast.

Behalve voor de meting van maag- en darmtonus, kan de barostat ook gebruikt worden voor het toedienen van distentiestimuli. Hierbij kan men kiezen tussen volume- en drukgestuurde stimulatie. Dit onderzoek wordt vooral gebruikt bij wetenschappelijk onderzoek naar de visceroperceptie.

PRINCIPES VAN MEDICAMENTEUZE BEHANDELING VAN FUNCTIESTOORNISSEN

3.1 INLEIDING

Het doel van de evaluatie van patiënten bij wie functiestoornissen van het maag-darmkanaal vermoed worden, is te komen tot een heldere diagnose, zodat daarna een gerichte therapie kan worden ingesteld. Er is jammer genoeg slechts een beperkt aantal efficiënte en specifieke behandelmodaliteiten voor functiestoornissen. Vaak ziet de behandelende arts zich genoodzaakt geneesmiddelen toe te passen die voor andere doeleinden dan de gastrointestinale stoornissen ontwikkeld zijn (off-label gebruik), wat tot verwarring kan leiden en kan meespelen in het optreden van bijwerkingen. Functiestoornissen van het maag-darmkanaal zijn tot dusver niet te genezen. Het doel van medicamenteuze behandeling van functionele stoornissen is dan ook om het ongemak dat deze stoornissen veroorzaken te verminderen. Behandelmethoden zijn ofwel gericht op het wijzigen van de contractiliteit van het maag-darmstelsel ofwel op het verminderen van de gevoeligheid (perceptie) van het maag-darmstelsel (figuur 3.1).

3.2 GENEESMIDDELEN DIE DE CONTRACTILITEIT VAN HET MAAG-DARMSTELSEL STIMULEREN

Wanneer een te gering aantal contracties of een te geringe kracht van contracties aan de basis van de klachten ligt, worden behandelingen ingesteld om de contractiliteit te stimuleren.

3.2.1 Directe stimulatie van de gladde spier

Aangezien acetylcholine de belangrijkste signaalstof is die gladde spiercellen in het maag-darmstelsel doet contraheren, worden soms zogenoemde cholinomimetica gebruikt. Voorbeelden hiervan zijn stoffen zoals bethanechol, dat de werking van acetylcholine nabootst, of neostigmine, dat de afbraak van acetylcholine remt. Het gebruik van deze klasse geneesmiddelen leidt tot een directe stimulatie van de contracties van gladde spiercellen. Dit gebeurt echter op een manier die niet orgaanspecifiek is en meestal het gehele maag-darmstelsel beïnvloedt. Bovendien leidt directe stimulatie van spiercontracties niet tot goed gecoördineerde contractiliteit (waarbij contractie en relaxaties goed op elkaar afgestemd zijn, zoals bij de peristaltische reflex). Ten slotte heeft deze benadering ook vaak effecten op acetylcho-

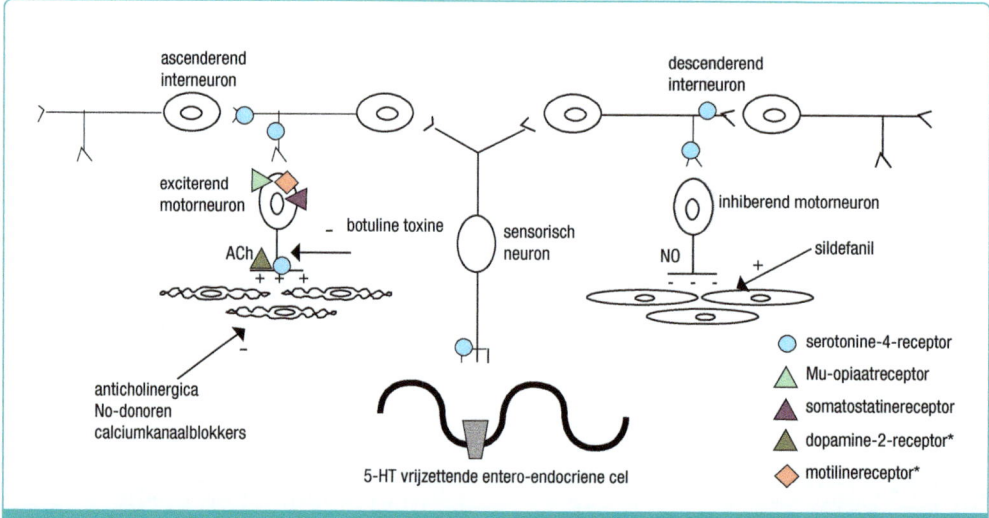

Figuur 3.1: Schematisch overzicht van de regulatie van de maag-darmcontractiliteit door de intrinsieke bezenuwing van het maag-darmstelsel en potentiële aanknopingspunten voor medicamenteuze therapie. (*Uitsluitend in de bovenste tractus: maag en proximale dunne darm.)

linereceptoren buiten het maag-darmstelsel, zoals de oogspieren, speekselklieren en zweetklieren. Het resultaat hiervan is dat bij efficiënte stimulatie van gastrointestinale contracties vaak bijwerkingen optreden. Om al die redenen is het gebruik van deze klasse geneesmiddelen grotendeels beperkt.

Tachykininen (onder andere substance P) zijn een groep peptiden die vaak samen met acetylcholine vrijgezet worden en ook de gladde spier doen contraheren. Agonisten voor tachykininen lijken echter niet geschikt voor de behandeling van functiestoornissen van het maag-darmstelsel, gezien het grote risico op bijwerkingen buiten het maag-darmstelsel.

3.2.2 Stimulatie van contracties via intrinsieke zenuwbanen

3.2.2.1 Serotonine-4-receptor

Stimulatie van de zenuwbanen die contracties regelen, is een aantrekkelijker principe om motiliteit te bevorderen, omdat op die manier vaak gecoördineerde contractiliteit bereikt wordt. Verschillende receptoren die aanwezig zijn op de intrinsieke zenuwen van de darm vormen een doelwit voor deze aanpak. De serotonine-4-receptoren, waarop motiliteit bevorderende stoffen zoals metoclopramide, cisapride en prucalopride inwerken, zijn hierbij een belangrijk doelwit. Zij zijn aanwezig op zenuwcellen die aan de oorsprong liggen van de peristaltische reflex in de darmen, maar ook op verschillende zenuwuiteinden in de intrinsieke bezenuwing. Op deze manier versterken serotonine-4-receptor agonisten de gecoördineerde contracties, van de slokdarm tot en met het colon, en kunnen zij gebruikt worden bij refluxziekte, gastroparese en constipatie.

3.2.2.2 Dopamine-2-receptor

Ook dopaminereceptoren zijn een geschikt doelwit om motiliteit te stimuleren. Vooral in de maag en in het begin van de dunne darm zijn dopamine-2-receptoren aanwezig. Stimulatie van deze receptoren heeft een remmende werking op contracties van de gladde spieren. Blokkade van deze receptoren, bijvoorbeeld door een middel als domperidon, versterkt de contracties van de maag en het begin van de dunne darm. Dit kan gebruikt worden om bijvoorbeeld gastroparese te behandelen. Bijkomend voordeel van deze klasse geneesmiddelen is dat dezelfde dopaminereceptor ook betrokken is bij het ontstaan van misselijkheid en braken, en deze symptomen worden dan ook gunstig beïnvloed door dopamine-2-receptorantagonisten.

3.2.2.3 Motilinereceptor

Een derde soort receptor die geschikt is om via zenuwbanen motiliteit te stimuleren, is de motilinereceptor. De motilinereceptor is vooral aanwezig in de maag en het duodenum, zodat een regiospecifiek effect kan worden verkregen. Erythromycine, al tientallen jaren bekend als antibioticum, activeert deze receptor en kan zo de maagmotiliteit sterk stimuleren in een dosering die lager is dan voor normaal antibiotisch gebruik. Er werden al meerdere pogingen ondernomen om varianten van erythromycine te maken die de maagwerking stimuleren en niet langer een antibiotisch effect hebben, maar dit is tot nu toe niet succesvol gebleken.

3.3 GENEESMIDDELEN DIE DE CONTRACTILITEIT VAN HET MAAG-DARMSTELSEL INHIBEREN

Wanneer de aanwezigheid van te sterke contracties of een gebrek aan spierrelaxatie aan de basis van de klachten ligt, worden behandelingen ingesteld om contractiliteit te remmen of spierrelaxatie te bevorderen.

3.3.1 Directe inhibitie van de gladde spier

Stijging van intracellulair calcium is vereist voor contracties van de gladde spiercellen in het maag-darmstelsel. Inhibitie van calciumkanalen kan daarom toegepast worden om contracties te inhiberen. Enerzijds worden hiervoor de L-type calciumkanaalblokkers toegepast, bijvoorbeeld nifedipine, amlodipine of verapamil. Deze hebben echter geen selectief gastrointestinaal effect, en bij een dosis die effectief de maag-darmcontractiliteit remt, worden vaak bijwerkingen gezien door vasodilatatie (lage bloeddruk, warmtegevoel, kloppende hoofdpijn, oedemen).

3.3.1.1 Musculotrope spasmolytica

De zogenoemde musculotrope spasmolytica, zoals otilonium (niet in Nederland geregistreerd) en mebeverine, zijn een groep calciumkanaalblokkers die lokaal inwerken op de gladde spier van de dikke darm. Zij worden gebruikt bij de behandeling van het prikkelbaredarmsyndroom. Door hun lokale werking hebben zij heel weinig bijwerkingen.

3.3.1.2 Stikstofoxide

Aangezien stikstofoxide (NO) de belangrijkste signaalstof is die gladde spiercellen in het maag-darmstelsel doet relaxeren, worden soms zogenoemde NO-donoren gebruikt. Voorbeelden zijn stoffen zoals isosorbidedinitraat of glycerylnitraat. De relaxatie van gladde spiercellen die deze stoffen induceren, is echter niet orgaanspecifiek, omdat deze geneesmiddelen meestal het gehele maag-darmstelsel bereiken en beïnvloeden. Bovendien heeft deze benadering ook effecten op de gladde spieren in de bloedvaten zodat vaak bijwerkingen optreden, zoals een lage bloeddruk, warmtegevoel, kloppende hoofdpijn, oedemen.

Een behandelmethode die verwant is aan die met NO-donoren maakt gebruik van zogenaamde fosfodiësterase-inhibitoren. Het bekendste voorbeeld hier is sildenafil. Deze stoffen, normaal gebruikt in de behandeling van erectiele disfunctie, versterken het effect van NO in de gladde spiercel. Hierdoor hebben deze geneesmiddelen ook een relaxerend effect op de gladde spieren van het maag-darmstelsel. Door de kostprijs en de vasculaire bijwerkingen worden ze hiervoor echter niet routinematig gebruikt.

3.3.1.3 Anticholinergica

Aangezien acetylcholine de belangrijkste signaalstof is die gladde spiercellen in het maag-darmstelsel doet contraheren is, kunnen anticholinergica in principe ook gebruikt worden om contracties te verminderen. Gebruik van anticholinergica leidt echter tot bijwerkingen buiten de gastrointestinale tractus (zoals blaasretentie, accommodatiestoornissen, droge mond). Butylhyoscinebromide is een anticholinergicum dat vaak wordt toegepast als korte behandeling bij krampachtige abdominale pijnen. Bij langduriger aanhoudend gebruik zou het middel zijn efficiëntie verliezen en na inname wordt het slecht geabsorbeerd. Ook oudere, zogenaamde tricyclische antidepressiva hebben een gedeeltelijke anticholinerge werking. Dit wordt soms ook benut in de behandeling van functionele aandoeningen (zie verderop).

3.3.2 Inhibitie van contracties via intrinsieke zenuwbanen

Remming van contracties of stimulatie van relaxatie kan ook bereikt worden door via de bezenuwing te werken. Verschillende receptoren aanwezig op de intrinsieke zenuwen van het maag-darmstelsel vormen een doelwit voor deze benadering.

3.3.2.1 Botulinetoxine

Door de lokale inspuiting van een lage dosis botulinetoxine, waardoor de vrijzetting van acetylcholine voor meerdere maanden kan blokkeren, kan op een relatief eenvoudige manier een lokaal relaxerend effect worden verkregen. Dit wordt vooral toegepast in de onderste slokdarmsfincter (bij achalasie), in het slokdarmlichaam (bij diffuse slokdarmspasmen) en in enkele andere sfincters. Een relatief nadeel is de noodzaak tot herhaling wanneer het toxine uitgewerkt raakt en dat is gemiddeld na zes maanden het geval.

3.3.2.2 Opiaatreceptor

Opiaatreceptoren op de intrinsieke bezenuwing zorgen bij stimulatie voor een sterke onderdrukking van propulsieve contracties. Dit zorgt voor de goed bekende obstiperende bijwerkingen van opiaatpijnstillers. Anderzijds wordt dit ook therapeutisch gebruikt in de vorm van de uitsluitend perifeer (dus niet in de hersenen) werkende opiaatagonist loperamide, die gebruikt wordt in de behandeling van acute en chronische diarree. Inmiddels zijn ook perifeer werkende opiaatantagonisten ontwikkeld (voorbeelden zijn methylnaltrexon en alvimopan) die gebruikt worden om het constiperend effect van opiaatpijnstillers in de darmen tegen te gaan, zonder verlies aan pijnstillend effect dat in de hersenen tot stand komt.

3.3.2.3 Somatostatine

Het hormoon somatostatine is de belangrijkste lichaamseigen remmer van allerlei gastrointestinale functies, waaronder contractiliteit. Somatostatineanalogen zoals octreotide hebben daardoor een remmend effect op de motiliteit. Dit effect kan worden benut bij het dumpingsyndroom (veroorzaakt door te snelle maaglediging) en bij diarree als gevolg van een te korte dunne darm ('short bowel syndroom'). Somatostatine en de beschikbare somatostatineanalogen zijn echter grote eiwitten en daardoor is deze behandeling alleen geschikt als inspuitbare behandelvorm. Om die reden, maar ook door de hoge kostprijs en een aantal bijwerkingen, worden deze medicijnen slechts sporadisch en bij moeilijk te behandelen patiënten gebruikt.

3.4 GENEESMIDDELEN DIE DE INHOUD VAN HET MAAG-DARMSTELSEL WIJZIGEN

Hoewel het logisch lijkt bij bewegingsstoornissen van het maag-darmstelsel om de spiercellen en hun bezenuwing rechtstreeks te beïnvloeden, kunnen wijzigingen in de inhoud van het maag-darmstelsel ook een belangrijk, indirect, effect hebben. Dit kan bijvoorbeeld door middelen die de maagzuursecretie remmen, door middelen die de ontlasting zachter maken, door galzuurbindende stoffen en door middelen die de bacterieflora van de darm beïnvloeden. Dit kan vaak door gebruik van stoffen die in de darminhoud blijven en uitsluitend een lokaal effect hebben en dus weinig bijwerkingen veroorzaken.

3.4.1 Inhibitie van maagzuursecretie

Een belangrijk principe bij de behandeling van maag- en slokdarmklachten is remming van de maagzuurproductie. Voor snelle symptoomverlichting kunnen antacida gebruikt worden, die het maagzuur neutraliseren, maar snel uitgewerkt zijn. De meest efficiënte behandeling hierbij zijn de protonpompinhibitoren (zoals omeprazol, lansoprazol, pantoprazol, rabeprazol en esomeprazol), die de zuurpompen in de pariëtale cellen in de maagwand rechtstreeks stilleggen. Zij zijn vooral geschikt voor continu gebruik op dagelijkse basis. Bij refluxziekte en bij functionele dyspepsie wordt hiermee vaak symptoomverlichting verkregen, en bij refluxoesofagitis ook genezing van de slokdarmontsteking (figuur 3.2). Bij incidenteel optredende klachten kunnen zogenaamde histamine-2-blokkers gebruikt worden (zoals ranitidine en cimetidine), die minder krachtig zijn maar een sneller effect hebben.

3.4.2 Verzachten van de ontlasting

Bij constipatie kunnen verschillende medicijnen ingenomen worden die in de dikke darm de feces zachter en volumineuzer maken. Deze medicijnen hebben als gemeenschappelijk kenmerk dat ze de osmolaliteit van de darminhoud verhogen. Hierbij wordt van drie principes gebruik gemaakt.
1. Ten eerste is er de inname van niet-absorbeerbare suikers (zoals lactulose of lactitol), die in de dikke darm door de darmflora vergist worden. Dit geeft aanleiding tot een verhoogde osmolaliteit en het aantrekken van vocht, wat de ontlasting volumineuzer en zachter maakt. Een nadeel van de niet-absorbeerbare suikers is dat de bacteriële fermentatie met gasvorming gepaard gaat, wat tot een opgeblazen gevoel en flatulentie kan leiden.
2. Een andere benadering is de inname van polyethyleenglycolpolymeren (macrogolen). Deze molecules worden niet opgenomen in de dunne darm, trekken in de dikke darm

Functiestoornissen van het maag-darmkanaal 46

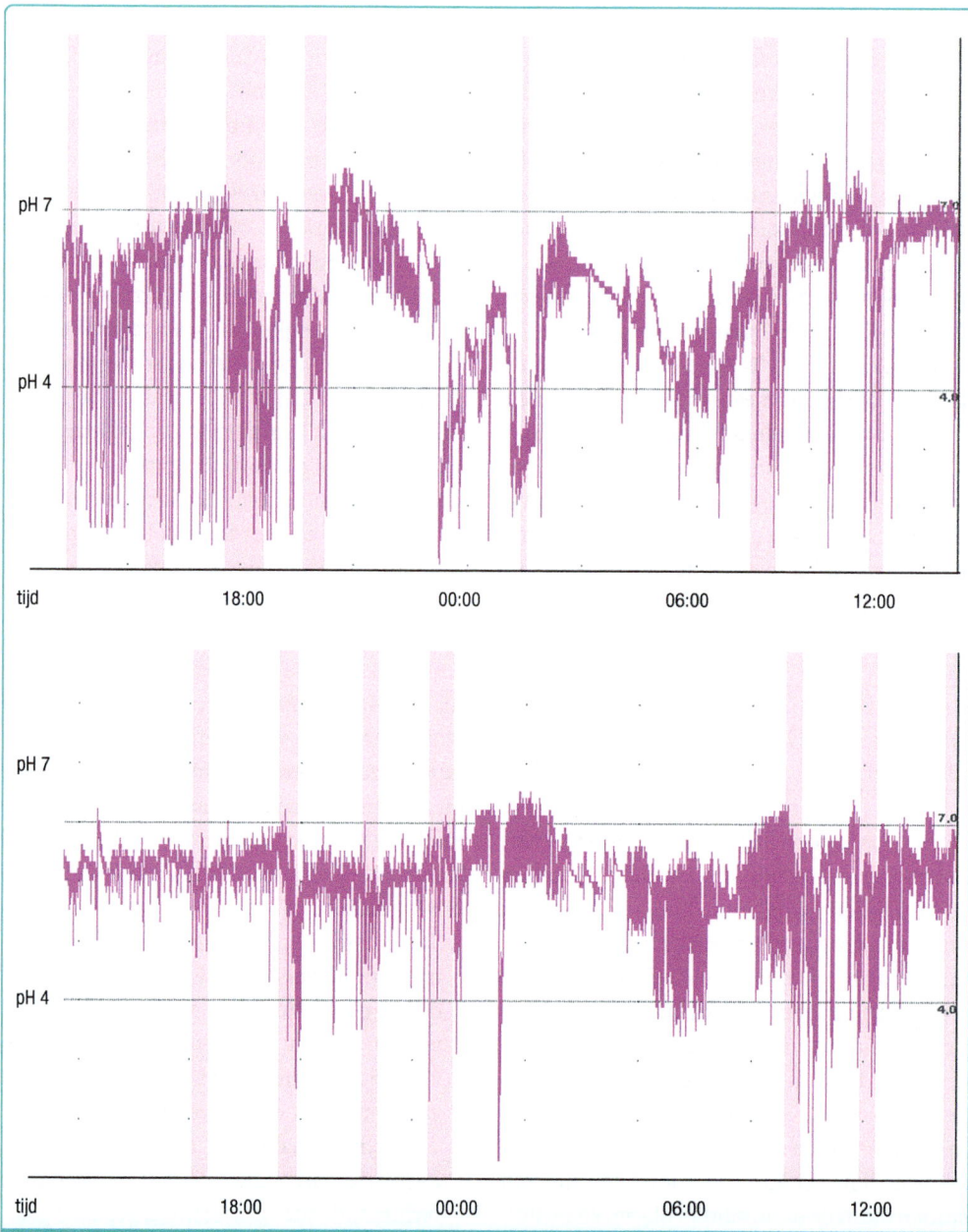

Figuur 3.2: 24 uurs pH-metingen van de slokdarm. De patiënt is zeven dagen voor de eerste meting gestopt met het gebruik van zuurremmende medicijnen en heeft bij de tweede meting de zuurremmende medicijnen gewoon doorgebruikt. Tijdens de tweede meting is het aantal zure refluxepisoden sterk afgenomen (van 142 zonder zuurremming tot 15 met zuurremming) en de laagste pH die wordt bereikt in de slokdarm, is hoger dan bij de eerste meting. Er treden nog steeds veel pH-dalingen op tijdens het gebruik van het zuurremmend medicijn, maar de dalingen zijn veel beperkter en komen zelden onder de pH-grens 4. De zuurexpositie van de slokdarm (tijd met pH lager dan 4) is verminderd van 13,6% naar 0,8%.

via verhoogde osmolaliteit ook vocht aan en maken de stoelgang volumineuzer en zachter.
3. Ten derde kunnen magnesiumzouten, magnesiumoxide en magnesiumhydroxide worden gebruikt om vocht in het colon vast te houden.

De hierboven genoemde osmotisch werkzame stoffen zijn aantrekkelijk voor de behandeling van constipatie, omdat de bestanddelen niet opgenomen worden en dus voor weinig bijwerkingen zorgen.

3.4.3 Binden van galzouten
Bij een aantal vormen van diarree speelt een toename van de hoeveelheid galzouten die in het colon terechtkomen een oorzakelijke of versterkende rol. Galzouten worden normaal op het einde van de dunne darm weer opgenomen. Deze terugresorptie kan tekortschieten bij idiopathische galzoutmalabsorptie of na operaties aan het einde van de dunne darm. Behandeling met harsen die galzouten binden (zoals cholestyramine) kunnen hier een gunstig effect hebben.

3.4.4 Verandering van de bacteriële flora in de darm
De bacteriële flora in de darm wordt gezien als een belangrijke factor in het ontstaan van diarree na behandeling met antibiotica, en mogelijk ook bij een aantal patiënten met het prikkelbaredarmsyndroom of met last van opzetting van de buik, al dan niet door overdreven gasvorming. Probiotische en prebiotische behandelingen worden steeds populairder. Bij probiotische behandelingen probeert men door inname van levende bacteriën de darmflora in een gunstige zin te wijzigen en zo symptomen te verminderen. Bij prebiotische behandelingen worden stoffen ingenomen die in de darm de groei van gunstige bacteriestammen bevorderen ten nadele van ongunstige soorten. Een aantal medicijnen die op deze principes steunen, zijn momenteel in ontwikkeling. In de voedingswinkels is al een aantal voedingsbestanddelen aanwezig die zich op pre- of probiotische effecten beroepen. Zeer bekend zijn bepaalde merken van yoghurt en melk. Het bewijs van hun doeltreffendheid is echter beperkt en is zeker niet van die orde van grootte die men van medicijnen zou verwachten. Ook antibiotica kunnen worden gebruikt om de bacterieflora van het maag-darmkanaal te beïnvloeden. De minst omstreden toepassing van antibiotica voor dit doel vindt plaats bij de behandeling van bacteriële overgroei van de dunne darm bij patiënten met intestinale pseudo-obstructie.

3.5 GENEESMIDDELEN DIE DE GEVOELIGHEID VAN HET MAAG-DARMSTELSEL VERMINDEREN

Hoewel het logisch lijkt om bij bewegingsstoornissen van het maag-darmstelsel de contractiliteit gericht bij te sturen door medicatie, stuit deze benadering vaak op beperkingen wat efficiëntie en tolerantie betreft. Bovendien speelt bij veel functiestoornissen en functionele aandoeningen van het maag-darmkanaal viscerale hyperperceptie een rol. Een andere strategie bestaat er dan ook uit de gevoeligheid van het maag-darmstelsel te verminderen, zodat signalen die uitgelokt worden door overgevoeligheid of door gestoorde motiliteit onderdrukt worden en dus minder tot storende symptomen leiden.

3.5.1 Antidepressiva
Er zijn geen geneesmiddelen beschikbaar die selectief viscerale sensitiviteit verminderen, maar een aantal studies wijzen erop dat antidepressiva de gastrointestinale gevoeligheid

kunnen verminderen. Om die reden worden antidepressiva vaak als tweedelijnsbehandeling gebruikt bij motiliteitsstoornissen die moeilijk onder controle komen met klassieke middelen. Het gegeven dat functiestoornissen van het maag-darmstelsel bij een grote groep patiënten samen voorkomen met verhoogde angst- of depressiescores ondersteunt dit gebruik. Hoewel antidepressiva in de praktijk vaak gebruikt worden, is het wetenschappelijk bewijs van hun doeltreffendheid vrij beperkt.

De oudere antidepressiva (zogenaamde tricyclische groep) hebben ook een beperkte anticholinerge activiteit, zodat deze vooral gebruikt worden bij aandoeningen waarbij geen constipatie aanwezig is. Aangezien er bij inname van tricyclische antidepressiva ook wat slaperigheid kan optreden, moeten deze medicijnen bij voorkeur 's avonds voor het slapen gaan worden ingenomen. De nieuwere antidepressiva (serotonine- en serotonine/noradrenalineheropnameremmers) hebben geen anticholinerge bijwerkingen en kunnen de dikkedarmpassage zelfs versnellen. Om die reden worden deze medicijnen vooral gebruikt bij constipatie en zijn ze minder geschikt bij diarree. Deze medicijnen leiden niet tot slaperigheid en worden vooral 's ochtends ingenomen.

DE SLOKDARM

4.1 ANATOMIE VAN DE SLOKDARM

De slokdarm is vanbinnen bekleed met meerlagig plaveiselepitheel. De overgang van slokdarm- naar maagslijmvlies wordt de Z-lijn genoemd vanwege de zigzagconfiguratie die men herkent tijdens endoscopie (figuur 4.1).

De spierlagen van de keel en de bovenste slokdarmsfincter verlopen continu en zijn dwarsgestreept. De bovenste slokdarmsfincter bestaat uit bundels van de musculus cricofaryngeus, die proximaal overgaan in bundels van de faryngeale constrictoren en distaal in bundels van de circulaire slokdarmmusculatuur. De bovenste slokdarmsfincter wordt gecontroleerd door dezelfde zenuwen als de keelspieren en staat onder invloed van de wil.

De muscularis van de slokdarm bestaan uit twee lagen, een binnenste circulaire spierlaag en een buitenste longitudinale spierlaag. Hiertussen bevindt zich de plexus myentericus. De bovenste 35% van de spieren van de slokdarm is dwarsgestreept, over de volgende 35% is er een geleidelijke overgang van dwars- naar gladgestreepte spier en vanaf ongeveer een derde bestaan de spierlagen volledig uit glad spierweefsel.

Ook de onderste slokdarmsfincter bestaat uit glad spierweefsel en kan worden beschouwd als een verdikking van de circulaire spierlaag. De onderste slokdarmsfincter bevindt zich normaliter op het niveau van het diafragma. De onderste sfincter en het diafragma vormen samen een functioneel geheel in de bescherming tegen reflux.

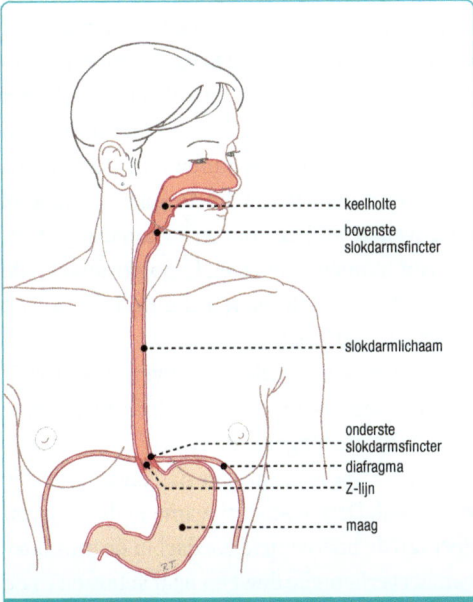

Figuur 4.1: Schematische weergave van de anatomie van de slokdarm.

4.2 SLIKKEN EN SLOKDARM-PERISTALTIEK

In de mond vindt de eerste stap van vertering plaats. Door te kauwen wordt het voedsel fijngemalen en vermengd met speeksel. Speeksel dient als glijmiddel en bevat amylase, een eiwitverterend enzym. De spieren van mond en tong duwen het voedsel achter in de keel waar het klaarligt om te worden doorgeslikt. In rust is de slokdarm leeg en het lumen samengevallen. De bovenste en onderste slokdarmsfincter oefenen een tonische druk uit en sluiten het geheel af. Het begin van een slikactie staat onder controle van de wil, maar het vervolg is bijna helemaal reflexmatig. Het slikken is een strak georganiseerde volgorde van bewegingen van mond, tong, keel, slokdarm en sfincters dat resulteert in het transport van een bolus van de mond naar de maag. De slikreflex remt tijdelijk de ademhaling zodat voedsel niet de luchtwegen bereikt tijdens het slikken. De slikreflex start wanneer drukreceptoren in de keel worden gestimuleerd. Dit activeert een afferente zenuwbaan naar het slikcentrum in het verlengde merg en de pons. Van hieruit worden de motorische zenuwbanen van de hersenzenuwen aangestuurd die de spieren van keel en bovenste slokdarmspieren aansturen (nn. glossofaryngeus, vagus en hypoglossus) en de motorische vagale banen die de rest van de slokdarm innerveren.

De slikactie kan worden onderverdeeld in drie fasen, namelijk de orale fase, de faryngeale fase en de oesofageale fase.

In de orale fase is de slikactie nog onder controle van de wil. Deze fase start wanneer de tong een deel van de hoeveelheid voedsel in de mond tegen het verhemelte duwt en naar achteren in de mond beweegt. Wanneer de bolus de keel bereikt worden de drukreceptoren geactiveerd en start de slikreflex.

De faryngeale fase is dan ook reflexmatig en bevat de volgende stappen:
1. het zachte verhemelte beweegt omhoog door de bolus eronder en sluit de nasofarynx af.
2. de stembanden sluiten en de larynx beweegt naar boven tegen de epiglottis. Dit verhindert dat de bolus de luchtwegen kan invallen en faciliteert het openen van de bovenste slokdarmsfincter.
3. de bovenste slokdarmsfincter ontspant zodat de bolus kan worden ontvangen en de faryngeale constrictoren contraheren zodat de bolus naar distaal wordt bewogen.
4. een peristaltische golf start boven in de farynx en beweegt in distale richting. Deze duwt de bolus vooruit door de ontspannen bovenste slokdarmsfincter.

De bolus bevindt zich nu in de slokdarm en de oesofageale fase is begonnen. Na passage van de bolus contraheert de bovenste slokdarmsfincter. De peristaltische golf die wordt geïnitieerd door de slikactie (primaire peristaltiek) beweegt verder in distale richting met een snelheid van 3 tot 5 cm/s. De golf legt de gehele slokdarm af in ongeveer tien seconden. Peristaltiek garandeert dat slokdarmpassage ook mogelijk is in liggende positie, zwaartekracht speelt slechts een minimale rol in de passage van voedsel door de slokdarm.

Wanneer de slokdarmwand wordt uitgerekt zonder dat er sprake is van een slikactie, bijvoorbeeld door reflux of tijdens het inblazen van lucht tijdens endoscopie, ontstaat er ook peristaltiek. Dit noemt men secundaire peristaltiek. Bij secundaire peristaltiek begint de peristaltische golf proximaal van de plaats van distentie.

Het volume en de viscositeit van de bolus heeft invloed op de amplitude en snelheid van de peristaltische golf via de input van sensibele zenuwvezels naar het enterisch zenuwstelsel en het centraal zenuwstelsel.

Tijdens het slikken ontspant de onderste slokdarmsfincter zodat de bolus de sfincter kan passeren en de maag kan bereiken. Daarna contraheert de sfincter en is er een terugkeer naar de tonische rustdruk van ongeveer 20 mmHg.

4.3 BOEREN

Iedere keer dat men slikt komt er ook een beetje lucht mee de slokdarm in. Deze lucht wordt samen met de voedselbolus getransporteerd naar de maag. Ook kan er gas in de maag ontstaan, bijvoorbeeld na het drinken van koolzuurhoudende dranken. In verticale positie zal de lucht of het gas zich verzamelen in de proximale maag. Rek van de fundus door stapeling van de lucht zal reksensoren in de maagwand activeren. Deze reksensoren activeren via de nervus vagus een reflex waardoor de onderste slokdarmsfincter zal ontspannen en de lucht vervolgens kan ontsnappen. De relaxatie van de onderste slokdarmsfincter volgt dus in dit geval niet op een slikactie en wordt daarom spontane of transiënte onderste slokdarmsfincterrelaxatie genoemd (TLOSR: transient lower oesophageal sphincter relaxation). Deze reflex voorkomt overmatige distentie van de maag en werkt dus als een fysiologisch ventiel. Wanneer de lucht de slokdarm bereikt, kan het ofwel secundaire peristaltiek uitlokken en terug naar de maag worden geduwd of, wanneer de lucht hoog genoeg komt, kan dit reflexmatig de bovenste slokdarmsfincter laten ontspannen zodat lucht kan ontsnappen uit de slokdarm. Het trillen van de keelstructuren door de passage van de lucht kan het geluid veroorzaken wat men boeren noemt.

4.4 STOORNISSEN VAN DE BEWEGINGEN VAN DE SLOKDARM

Stoornissen van de bewegingen van de slokdarm kunnen leiden tot het niet effectief transporteren van voedsel van mond naar maag. Dit kan slikklachten geven, maar ook het gevoel dat het eten niet zakt en retrosternale pijn. Wanneer er slikproblemen zijn waarbij de patiënt de bolus niet uit de mond of keel krijgt weggeslikt, spreekt men van orofaryngeale dysfagie. Wanneer voedsel wel de bovenste slokdarmsfincter, maar niet de slokdarm kan passeren spreekt men van oesofageale dysfagie. Pijn kan veroorzaakt worden doordat de bolus in de slokdarm blijft hangen en veel rek geeft of doordat er spasmen van de slokdarmspieren optreden.

Behalve door bewegingsstoornissen van de slokdarm kunnen slik- en passageklachten ook worden veroorzaakt door vernauwing in de slokdarm, zoals bij een tumor.

Bij bewegingsstoornissen van de slokdarm is er oesofageale dysfagie voor zowel vloeistoffen als vaste stoffen, terwijl bij andere oorzaken van passagestoornissen er meestal alleen passageklachten zijn voor vast voedsel. De bewegingsstoornissen van de slokdarm worden ingedeeld in primaire en secundaire stoornissen. Bij secundaire stoornissen is er sprake van een andere ziekte, bijvoorbeeld sclerodermie, waardoor de spieren van de slokdarm aangetast zijn. Wanneer er sprake is van dysfagie of retrosternale pijn tijdens eten, zal men eerst een organische oorzaak moeten uitsluiten met behulp van endoscopie. Pas wanneer geen endoscopische afwijkingen worden gevonden, moet men denken aan bewegingsstoornissen van de slokdarm. Deze worden meestal vastgesteld met behulp van een slokdarmmanometrie (figuur 4.2 en 4.3).

Functiestoornissen van het maag-darmkanaal

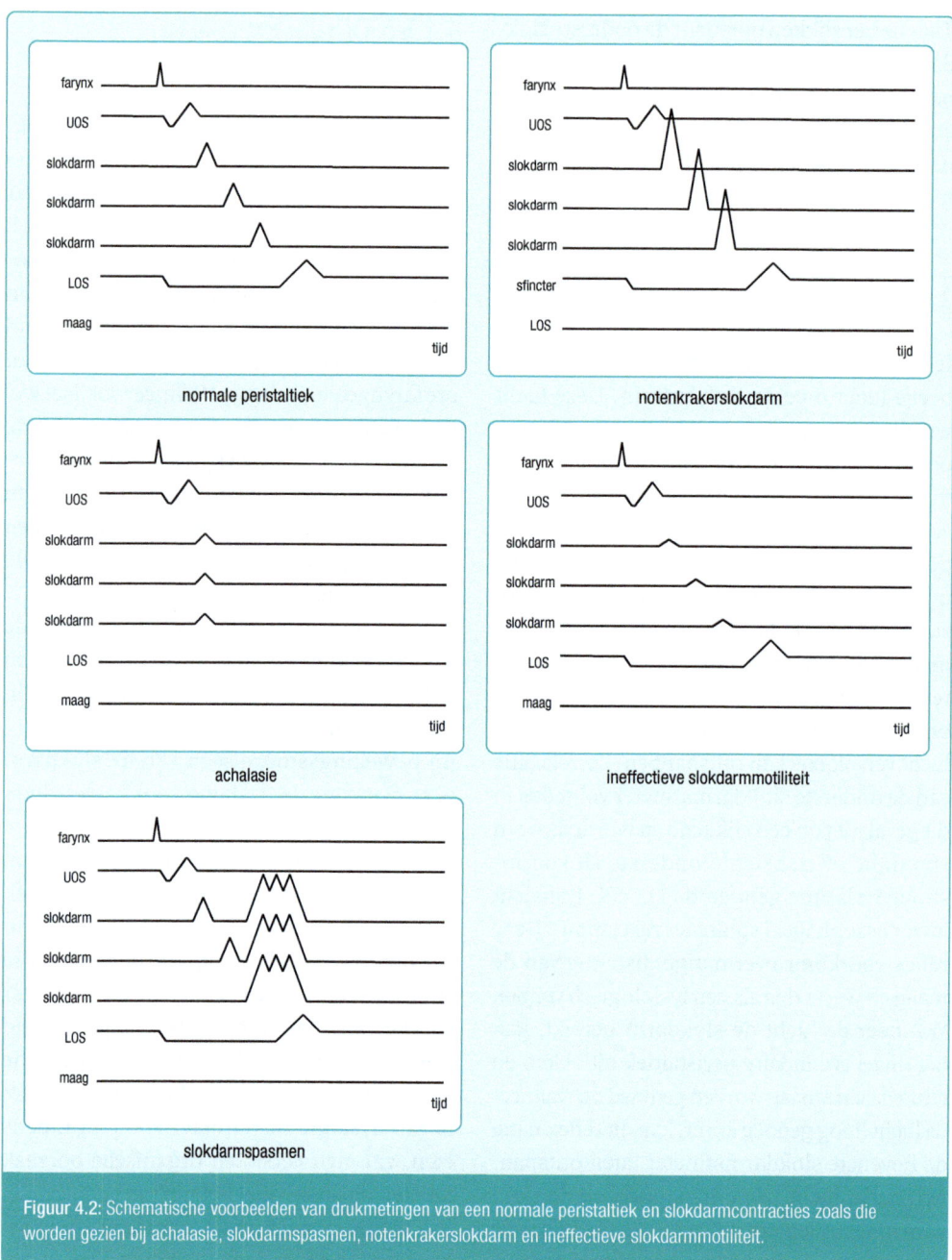

Figuur 4.2: Schematische voorbeelden van drukmetingen van een normale peristaltiek en slokdarmcontracties zoals die worden gezien bij achalasie, slokdarmspasmen, notenkrakerslokdarm en ineffectieve slokdarmmotiliteit.

Wanneer men denkt aan een strictuur, kan men eventueel eerst nog een röntgenfoto van de slokdarm met bariumcontrast (slikfoto) maken.

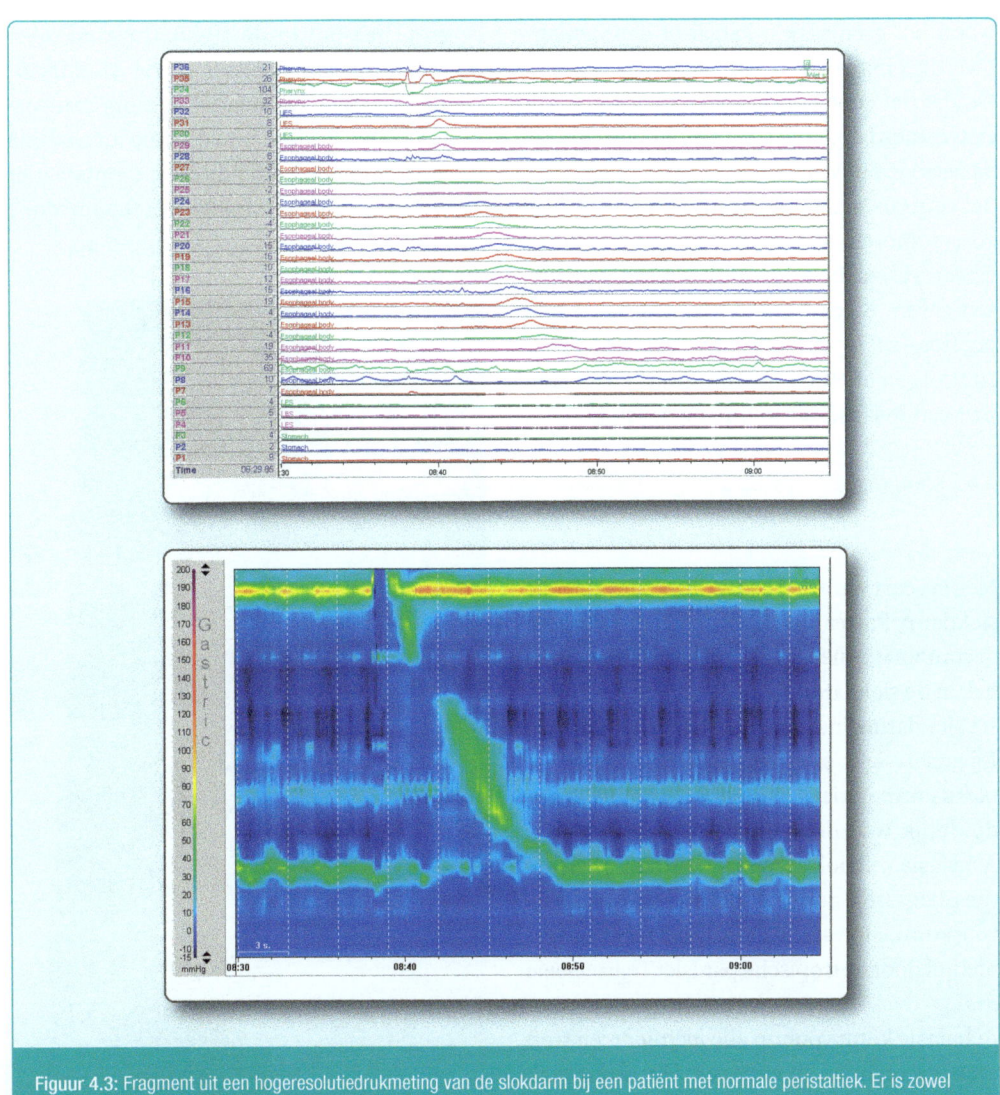

Figuur 4.3: Fragment uit een hogeresolutiedrukmeting van de slokdarm bij een patiënt met normale peristaltiek. Er is zowel een traditionele weergave met lijnen als een weergave met kleuren zoals wordt gebruikt bij hogeresolutiemanometrie.

4.5 PRIMAIRE BEWEGINGS-STOORNISSEN VAN DE SLOKDARM

4.5.1 Orofaryngeale dysfagie

Bij dyskinesie van de bovenste slokdarmsfincter zijn bewegingen van de bovenste slokdarmsfincter en hypofarynx niet op elkaar afgestemd, waardoor de patiënt de bolus niet of moeizaam kan wegslikken of zich frequent verslikt. De sfincter opent bijvoorbeeld niet op tijd of sluit te vroeg. Ook bij cricofaryngeushypertrofie worden slikstoornissen en verslikken frequent gemeld. De rustdruk van de bovenste slokdarmsfincter is dan ongewoon hoog en vaak ontstaat er een Zenkerdivertikel net boven de sfincter.

Omdat het eerste deel van de slikactie wordt aangestuurd door het centrale zenuwstelsel via de hersenzenuwen, kunnen aandoeningen van het centrale zenuwstelsel en hersenzenuwen zoals tumoren, neurodegeneratieve ziekten en cerebrovasculaire accidenten ook slikstoornissen geven. Slikstoornissen zijn bijvoorbeeld erg frequent bij de ziekte van Parkinson, waar sommige patiënten op den duur alleen nog met een maagsonde kunnen worden gevoed.

4.5.2 Oesofageale dysfagie

4.5.2.1 Achalasie

Men spreekt van achalasie wanneer de onderste slokdarmsfincter niet of onvoldoende relaxeert, in combinatie met de afwezigheid van peristaltiek in de slokdarm. De rustdruk van de onderste slokdarmsfincter is meestal verhoogd.

Bij achalasie is er ernstige aantasting van de plexus myentericus in de slokdarm, het is onduidelijk waardoor dit wordt veroorzaakt. Achalasie kan ook secundair zijn aan de ziekte van Chagas, die normaal alleen in Zuid-Amerika voorkomt, en waarbij de ganglia worden vernietigd door de tropische parasiet *Trypanosoma cruzi*.

Achalasie komt voor op alle leeftijden en treft evenveel mannen als vrouwen. Het duurt vaak lang voordat de diagnose wordt gesteld, omdat de ziekte zeldzaam is en dus relatief onbekend en omdat de ziekte vaak sluipend begint. De diagnose wordt definitief gesteld met behulp van slokdarmmanometrie.

De symptomen bij achalasie komen voort uit het feit dat de slokdarm niet meer kan worden geleegd. Hierdoor ontstaan passageklachten, waarbij ingeslikt voedsel soms uren na de maaltijd onverteerd weer wordt opgegeven. Er kan sprake zijn van retrosternale pijn wanneer er grote rek is van de slokdarmwand door opstapeling van voedsel in de slokdarm. Gewichtsverlies ontstaat als gevolg van verminderde voedselinname. Wanneer achalasie langere tijd onbehandeld bestaat, ontstaat er verwijding van het slokdarmlichaam door langdurige stase van voedsel (figuur 4.4).

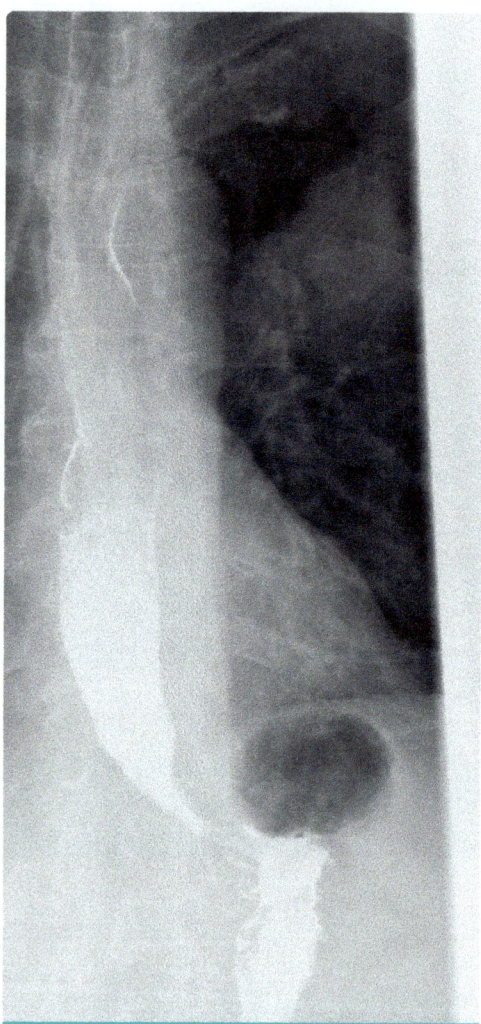

Figuur 4.4: Röntgenfoto na het slikken van bariumpap bij een patiënt met achalasie. Het slokdarmlichaam is verwijd terwijl er ter hoogte van de overgang naar de maag nauwelijks contrastpap passeert (muizenstaartteken).

De behandeling van achalasie is gericht op het verminderen van de druk van de onderste slokdarmsfincter. Dit kan op verschillende manieren. Men kan endoscopisch botulinetoxine injecteren ter hoogte van de onderste slokdarmsfincter. Dit is een relatief weinig ingrijpende behandeling. Het nadeel is echter dat het middel na enkele maanden is uitgewerkt en men de patiënt opnieuw moet behandelen.

Men kan ook de onderste slokdarmsfincter oprekken met behulp van een ballon die endoscopisch wordt ingebracht. Het effect hiervan houdt langer aan, maar toch kan het soms nodig zijn om opnieuw dilataties uit te voeren. Ook bestaat het risico op perforatie van de slokdarm. Na ballondilatatie kan men overwegen met zuurremmende medicatie te starten.

Chirurgische behandeling bestaat uit chirurgische klieving van de circulaire spierlaag: de myotomie volgens Heller. Soms wordt deze ingreep gecombineerd met een fundoplicatie volgens Dor om de hoeveelheid reflux te verminderen die optreedt na klieving van de onderste slokdarmsfincter.

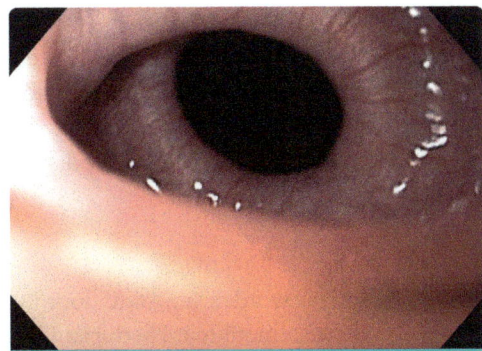

Figuur 4.5: Endoscopische foto van de slokdarm van een patiënt met spasmen.

4.5.2.2 Slokdarmspasmen

Spasmen van de slokdarmspieren kunnen retrosternale pijn en dysfagie veroorzaken. Voordat de patiënten zich presenteren op het spreekuur van de maag-darm-leverarts hebben zij vaak al een cardiale analyse achter de rug en is een cardiale origine van de klachten uitgesloten ('non-cardiac chest pain'). Diffuse slokdarmspasmen kunnen worden vastgesteld met slokdarmmanometrie. Tijdens een aanval worden er langdurige en sterke simultane slokdarmcontracties gezien. Ook het endoscopisch en röntgenologisch beeld van deze aandoening kan zeer karakteristiek zijn (figuur 4.5).

Aanvallen van slokdarmspasmen worden frequent uitgelokt door emoties of door het eten van voedsel. Ook gastro-oesofageale reflux speelt soms een uitlokkende rol. Veel patiënten hebben maar zelden last van aanvallen, waardoor het zeer lastig kan zijn om de diagnose te stellen.

Voor de behandeling van slokdarmspasmen is uitleg over het ontstaan van de pijn enorm belangrijk. Wanneer de patiënt begrijpt dat het om een goedaardige aandoening gaat, is een aanval vaak veel minder beangstigend. Daarnaast kan medicatie worden gebruikt die het gladde spierweefsel relaxeert, zoals nitroglycerine en calciumantagonisten. In ernstige gevallen kan endoscopische injectie van de slokdarm met botulinetoxine of pneumodilatatie worden overwogen. Wanneer men de mogelijkheid overweegt dat reflux een rol kan spelen, is het raadzaam deze ook te behandelen. In de praktijk betekent dit dat de patiënt altijd een zuurremmend medicijn krijgt.

4.5.2.3 Notenkrakerslokdarm

Bij sommige patiënten met retrosternale pijnklachten verlopen de contracties wel peristaltisch, maar is de amplitude abnormaal hoog. Dit wordt een notenkrakerslokdarm genoemd. Deze diagnose kan uitsluitend worden gesteld met manometrie. Een notenkrakerslokdarm komt soms voor in combinatie met diffuse slokdarmspasmen. Ook bij een notenkrakerslokdarm kan gastro-oesofageale reflux een belangrijke rol spelen. De behandeling van een notenkrakerslokdarm is hetzelfde als die van diffuse slokdarmspasmen.

4.5.2.4 Ineffectieve slokdarmmotiliteit

Vaak kan dysfagie worden verklaard door ineffectieve slokdarmmotiliteit. Hierbij kan het gaan om een abnormaal lage contractieamplitude die niet in staat is de bolus adequaat voort te bewegen door de slokdarm of om te weinig slikacties die worden gevolgd door een peristaltische golf. Er is een duidelijke relatie tussen ineffectieve slokdarmmotiliteit en gastro-oesofageale reflux. Enerzijds resulteert ineffectieve slokdarmmotiliteit in een onvoldoende klaring van reflux, anderzijds leidt overmatige blootstelling aan zuren tot stoornissen van de slokdarmmotiliteit. Behandeling met zuurremming geeft soms ook verbetering van de slokdarmcontractiliteit. Er zijn momenteel geen prokinetica beschikbaar die een bewezen gunstig effect hebben op de slokdarmmotiliteit.

4.6 SECUNDAIRE BEWEGINGSSTOORNISSEN VAN DE SLOKDARM

Wanneer de bewegingsstoornissen van de slokdarm het gevolg zijn van een andere ziekte, dan spreekt men van een secundaire motiliteitsstoornis. Bij sclerodermie, CREST (calcinose, Raynaudfenomeen, oesofageale stoornis, sclerodactylie, teleangiectasie) en bij MCTD (mixed connective tissue disease) is de contractiliteit van het proximale dwarsgestreepte deel van de slokdarm normaal, terwijl er distaal in het gladgestreepte deel geen of zeer zwakke contracties worden aangetroffen. Ook de druk in de onderste slokdarmsfincter is vaak afwezig of sterk verlaagd.

Bij polymyositis en dermatomyositis is juist het proximale dwarsgestreepte deel van de slokdarmspieren aangetast. Deze aantasting uit zich meestal als orofaryngeale dysfagie. Ook bij spierdystrofie waar de dwarsgestreepte spieren zijn aangetast, kan het proximale deel van de slokdarm zijn betrokken.

Ook bij diabetes mellitus kan ten gevolge van neuropathie de slokdarmmotiliteit verstoord raken. De slokdarm kan ook betrokken raken bij een CIIP (chronische idiopathische intestinale pseudo-obstructie).

4.7 GASTRO-OESOFAGEALE REFLUXZIEKTE

Gastro-oesofageale reflux, ofwel het terugstromen van maaginhoud in de slokdarm, is een fysiologisch fenomeen en komt bij gezonde personen ongeveer twintig keer per etmaal voor. Deze fysiologische reflux gebeurt ongemerkt en veroorzaakt geen schade aan de slokdarm. Men spreekt van gastro-oesofageale refluxziekte wanneer er schade aan het slijmvlies ontstaat door reflux of wanneer reflux hinderlijke symptomen veroorzaakt. In rust is de onderste slokdarmsfincter gesloten en vormt samen met het rechter crus van het diafragma een stevige barrière tegen het omhoog stromen van de maaginhoud (figuur 4.6).

4.8 PATHOFYSIOLOGIE VAN REFLUXZIEKTE

Bij refluxziekte spelen twee factoren een belangrijke rol. Ten eerste kan de slokdarmmucosa beschadigd raken doordat de maaginhoud te veel en te vaak omhoogkomt. Ten tweede

De slokdarm

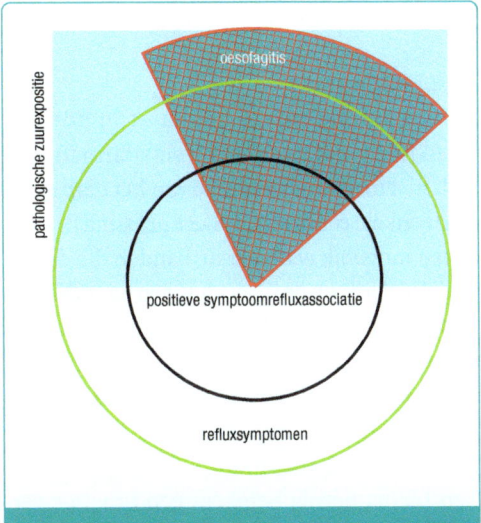

Figuur 4.6: Weergave van de relatie en overlap tussen oesofagitis, symptomen en zuurexpositie van de slokdarm. Deze entiteiten zijn weliswaar duidelijk gerelateerd aan elkaar maar zeker niet hetzelfde.

kan de slokdarm overgevoelig worden voor de aanwezigheid van maaginhoud zodat symptomen zoals pijn en zuurbranden ontstaan. Vaak is er bij refluxziekte sprake van een combinatie van een overmatige blootstelling aan zuur en een overgevoeligheid hiervoor (figuur 4.6). Men spreekt van pathologisch zure reflux wanneer men meer dan vijftig zure refluxepisoden per etmaal heeft, of wanneer de slokdarm meer dan 6% van de tijd zuur is (pH lager dan 4). Deze waarden zijn gebaseerd op de bovengrens van het normale, gemeten als het 95e percentiel van gezonde vrijwilligers. De hoeveelheid reflux is afhankelijk van de balans tussen de verdediging tegen reflux en de factoren die reflux bevorderen.

4.8.1 Verdediging tegen reflux

4.8.1.1 De antirefluxbarrière

Omdat de druk in het abdominale compartiment meestal hoger is dan de druk in het thoracale compartiment, moet er een goede barrière zijn die ervoor zorgt dat maaginhoud niet ongehinderd de slokdarm kan instromen. De antirefluxbarrière bestaat uit de onderste slokdarmsfincter en het rechter crus van het diafragma. In rust is de onderste slokdarmsfincter gesloten en oefent een tonische druk uit, zodat maaginhoud niet de slokdarm in kan stromen. In rust is de bijdrage van het diafragma aan de hoge drukzone op de slokdarm-maagovergang gering. Tijdens activiteiten die de intra-abdominale druk verhogen, zoals inademen, hoesten en bukken, contraheert het diafragma gelijktijdig zodat de sfincterdruk gelijktijdig stijgt. Dit voorkomt reflux tijdens deze momenten.

De rustdruk van de onderste slokdarmsfincter varieert gedurende de dag en staat onder invloed van verschillende factoren:

- Na de maaltijd is de sfincterdruk lager dan in nuchtere toestand. De sfincterdruk wordt vooral verlaagd door vette maaltijden, maar ook roken en alcohol verlagen de sfincterdruk.
- De fase van het migrerend motorisch complex (MMC), waarbij de hoogste druk tijdens fase 3 aanwezig is en de laagste tijdens fase 1.
- Endogene hormonen. Progesteron verlaagt de sfincterdruk zodat tijdens de zwangerschap meer reflux optreedt.
- Medicatie. Allerlei medicijnen kunnen de sfincterdruk verlagen.

De sfincterdruk varieert dus sterk en de relatie tussen sfincterdruk en het voorkomen van reflux is zwak. In feite is de sfincterdruk vooral belangrijk wanneer deze zo laag is dat de sfincter nauwelijks nog een barrière vormt tegen reflux.

De meeste reflux komt voor tijdens zogenoemde spontane of transiënte relaxaties van de onderste slokdarmsfincter (TLOSR). TLOSR's zijn relaxaties die niet volgen op een slikactie, maar ontstaan door rek van de wand van de fundus door stapeling van ingeslikte lucht. Deze transiënte relaxaties van de onderste slokdarmsfincter zijn onderdeel van het fysiologisch ventielmechanisme van de maag waarbij de maag kan worden ontlucht. Echter, tijdens TLOSR's komt ook vaak vloeibare maaginhoud omhoog. Bij patiënten met refluxziekte komen TLOSR's niet frequenter voor dan bij gezonde personen, maar er komt wel vaker vloeibare, vaak zure maaginhoud mee omhoog.

4.8.1.2 Klaring van reflux

Zoals eerder vermeld, is reflux fysiologisch en komt bij elk mens voor. Hoe lang de gerefluxeerde maaginhoud in de slokdarm aanwezig is, hangt af van de klaring. Er is sprake van volumeklaring en van chemische klaring. Wanneer een hoeveelheid maagsappen omhoog de slokdarm in stroomt, veroorzaakt dit rek van de slokdarmwand en vervolgens secundaire peristaltiek. De peristaltische golf zal het grootste deel van de maagsappen weer terug naar de maag duwen. Een dunne laag schadelijke zure maagsappen blijft achter op de slokdarmwand. Deze zure film wordt chemisch geneutraliseerd door alkalisch speeksel dat wordt doorgeslikt. Dit verklaart ook waarom 's nachts reflux veel langer in de slokdarm blijft. Er is immers minder speekselproductie en een lagere slikfrequentie tijdens de slaap en dat leidt tot een tragere volumeklaring en chemische klaring.

4.8.2 Factoren die reflux bevorderen

4.8.2.1 Hiatus hernia

Bij een sliding hiatus hernia of middenrifbreukje bevindt de onderste slokdarmsfincter zich niet meer op het niveau van het diafragma maar enkele centimeters meer proximaal. Dit is alleen mogelijk wanneer de banden die de distale slokdarm op de plaats houden en verbinden met het diafragma, slapper zijn geworden. Het meest proximale deel van de maag bevindt zich daardoor ook boven het diafragma en dus in het thoracale compartiment (figuur 4.7).

Een hiatus hernia betekent een ernstige verzwakking van de antirefluxbarrière omdat het diafragma en de onderste slokdarmsfincter niet meer samenwerken als antirefluxbarrière en de synergie dus ontbreekt. Verder kan het herniazakje fungeren als maagsapreservoir en bij iedere opening van de onderste slokdarmsfincter zal daar vandaan maagsap de slokdarm instromen. De grootte van een hernia varieert constant en de distale slokdarm kan langs het diafragma glijden ('sliding hernia'). Hierdoor kan het gebeuren dat een hernia wordt gemist tijdens endoscopische inspectie.

4.8.2.2 Obesitas

Bij obese patiënten is de druk in het abdominale compartiment hoger dan normaal en dit leidt tot een grotere drukgradiënt van maag naar slokdarm. Reflux kan dus gemakkelijker voorkomen. Daarnaast hebben obese patiënten veel vaker een hiatus hernia, waardoor de antirefluxbarrière ook minder solide is. Obesitas leidt dus tot meer reflux.

4.8.2.3 Grote maaltijden

De meeste refluxepisoden komen enige tijd na het eten voor. De maag is gevuld; dat leidt tot meer TLOSR's en de sfincterdruk is verlaagd.

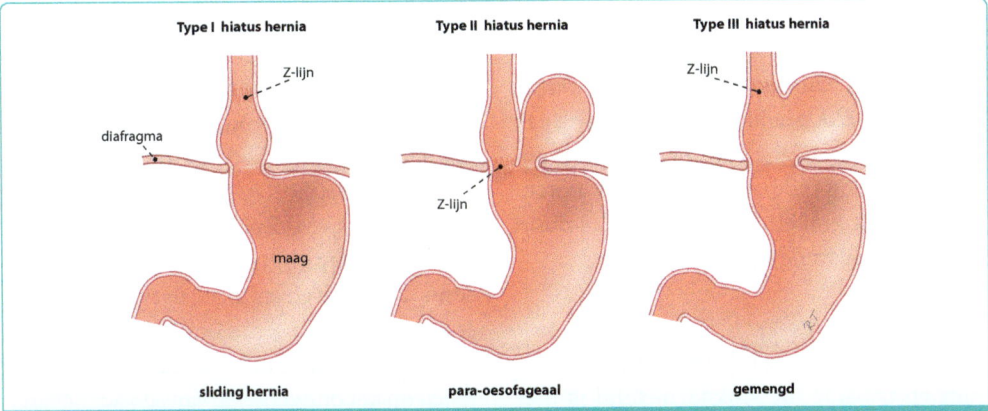

Figuur 4.7: Verschillende soorten hernia's. Bij een sliding hernia is een deel van de proximale maag boven het diafragma gegleden, hierboven bevindt zich de slokdarm. Bij een para-oesofageale hernia bevindt ook een deel van de proximale maag zich boven het diafragma, maar in dit geval bevindt het deel van de maag zich naast de slokdarm. Een type III-hernia is een combinatie van een sliding hernia en een para-oesofageale hernia.

Verder is de zuurproductie gestimuleerd door de aanwezigheid van voedsel. Een grote maaltijd verhoogt het aantal refluxepisoden.

4.8.2.4 Vertraagde maaglediging

Een vertraagde maaglediging speelt meestal slechts een kleine rol in het veroorzaken van refluxziekte. Alleen in het geval van een ernstige maagledigingsstoornis (gastroparese) is er een belangrijke toename van reflux waar te nemen. Dit is te wijten aan het langer gevuld zijn van de maag.

4.8.2.5 De samenstelling van reflux

Bij de meeste patiënten met refluxziekte is de samenstelling van maaginhoud en reflux niet verschillend dan van andere personen. Er is geen verhoogde zuurproductie in de maag, maar het voornaamste probleem is dat het zuur zich naar de verkeerde plek beweegt. De zuurgraad van de maag varieert maar is meestal ruim onder de 4 pH. Tijdens een maaltijd wordt de maaginhoud tijdelijk gebufferd en neemt de pH tijdelijk toe, maar daarna daalt de pH weer door toegenomen zuurproductie. Gastro-oesofageale reflux betekent dat een deel van de maaginhoud omhoog stroomt en dit deel heeft vaak dezelfde eigenschappen als de rest van de maaginhoud. Reflux is dus meestal zuur en bevat het verteringsenzym pepsine. Soms bevat reflux ook galzouten en bilirubine, die vanuit de dunne darm in de maag terecht zijn gekomen. Direct na de maaltijd, wanneer de maaginhoud tijdelijk gebufferd is, is reflux ook minder zuur. Men spreekt van zwakzure reflux wanneer de pH tussen de 4 en 7 is. Soms is de pH van een refluxepisode zelfs hoger dan 7, men spreekt dan van zwakalkalische reflux. Zwakalkalische reflux is niet hetzelfde als gallige reflux, zure reflux kan namelijk ook galzouten bevatten.

4.8.3 Overgevoeligheid van de slokdarm

Een pathologische blootstelling van de slokdarm aan reflux van maaginhoud leidt niet altijd tot refluxsymptomen. Omgekeerd hebben veel patiënten met refluxsymptomen een normale hoeveelheid reflux. Beschadiging van het slijmvlies leidt tot een verhoogde gevoeligheid van de slokdarm, maar ook een macroscopisch onbeschadigde slokdarm kan reflux waarnemen. Blootstelling van de slokdarm aan zuur lijkt de gevoeligheid van de slokdarm voor opeenvolgende refluxepisoden te vergroten. Daarnaast is gevoeligheid van de slokdarm verhoogd bij psychologische stress.

4.8.4 Refluxoesofagitis

De wand van de maag is bestand tegen maagzuur en pepsine, de slokdarmwand is hier echter niet tegen bestand. De slokdarm kan ernstig beschadigd raken door reflux. Vooral de distale slokdarm wordt door reflux aangedaan, dit is het deel dat het meest in aanraking komt met maagzuren. Beschadiging van de slokdarm door reflux leidt tot een karakteristieke afwijking: refluxoesofagitis. In principe is refluxoesofagitis een reversibele afwijking die meestal geneest tijdens zuurremmende behandeling. Wanneer de slokdarm echter gedurende langere tijd is blootgesteld aan grote hoeveelheden maagzuur kan er littekenvorming met stricturering worden aangetroffen (figuur 4.8).

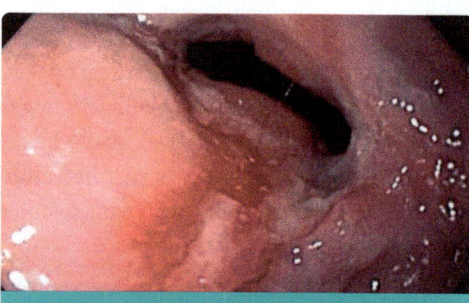

Figuur 4.8: Endoscopische foto van een peptische strictuur ter hoogte van de slokdarm-maagovergang. Het bleke weefsel is littekenweefsel dat heeft geleid tot een ernstige vernauwing van de distale slokdarm. Een peptische strictuur kan worden opgerekt met een ballon of een bougie.

Een dergelijke peptische stenose veroorzaakt meestal dysfagie voor vast voedsel. Ook kan onder invloed van chronische reflux metaplasie van het slokdarmepitheel optreden. Het epitheel krijgt dan de eigenschappen van het dunnedarmepitheel in plaats van het normale meerlagige plaveiselepitheel. Dit epitheel noemt men Barrettepitheel. Barrettepitheel bevat soms dysplastisch epitheel, dat wil zeggen dat er een verhoogd risico is op het ontstaan van een adenocarcinoom. Geschat wordt dat het risico op het ontwikkelen van een adenocarcinoom bij aanwezigheid van Barrettepiteel circa tachtigmaal verhoogd is en daarom is het Barrettepitheel een premaligne aandoening. Periodieke endoscopische controle wordt daarom geadviseerd aan patiënten met bewezen Barrettepitheel.

4.9 DIAGNOSE VAN REFLUXZIEKTE

Men spreekt van gastro-oesofageale refluxziekte wanneer er schade aan het slokdarmslijmvlies ontstaat ten gevolge van reflux en/of wanneer reflux symptomen veroorzaakt. De diagnose refluxziekte wordt dus gesteld wanneer men mucosale schade kan aantonen of wanneer men kan aantonen dat de symptomen van een patiënt zijn gerelateerd aan refluxziekte. Er is niet één enkele test waarmee men beide kan vaststellen. Mucosale schade wordt meestal vastgesteld met endoscopie, terwijl men met ambulante refluxmeting van de slokdarm kan vaststellen of er een relatie is tussen de symptomen van de patiënt en het vóórkomen van reflexepisoden.

4.9.1 PPI-test

Bij een PPI-test wordt de patiënt gedurende een korte periode onderworpen aan een behandeling met een PPI. Wanneer er een af-

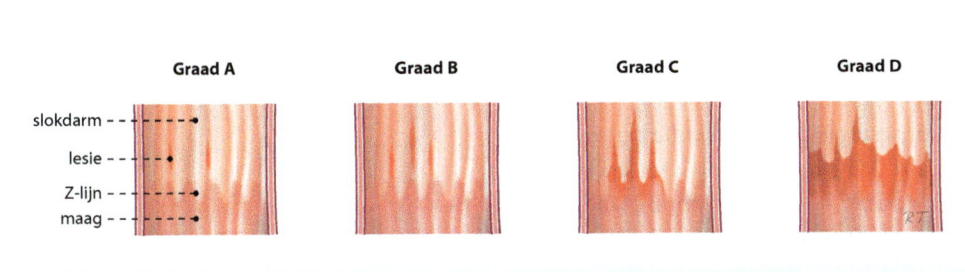

Figuur 4.9: Schematische weergave van de Los Angeles-classificatie van oesofagitis. Bij Los Angeles graad A is er een mucosale onderbreking maximaal 5 mm lang. Bij graad B is de onderbreking langer dan 5 mm. Bij graad C strekt de mucosale onderbreking zich uit tussen twee plooien en verbindt zo de beschadiging op twee aangrenzende plooitoppen. De beschadiging van de mucosa is nog wel minder dan 75% van de circumferentie. Bij graad D is er een mucosale beschadiging van meer dan 75% van het circumferentiele oppervlak van de slokdarm.

name is van de klachten van ten minste 50% tijdens deze periode, wordt de test als positief beschouwd. Een symptomatische respons op zuurremming is echter niet voorbehouden aan patiënten met refluxziekte, maar komt ook voor bij ulcuslijden en functionele dyspepsie. Ook kan het placebo-effect in belangrijke mate meespelen in de gerapporteerde vermindering van klachten. De PPI-test is vooral populair in de eerstelijnszorg en kan aantrekkelijk zijn wanneer meer diagnostische zekerheid niet noodzakelijk is. Voor gebruik in de tweedelijnszorg is de PPI-test echter niet geschikt, omdat het niet de aanwezigheid van refluxziekte meet maar slechts de symptomatische reactie op zuurremming.

4.9.2 Endoscopie

Endoscopie ('oesofagogastroduodenoscopie' of kortweg 'gastroscopie') is in de tweedelijnszorg de meest gebruikte diagnostische test om refluxziekte vast te stellen en andere oorzaken van de symptomen uit te sluiten. De zo kenmerkende oesofagitis is bewijzend voor refluxziekte en met endoscopie kan ook de ernst van de mucosale schade worden vastgesteld. Dit wordt tegenwoordig uitgedrukt met behulp van de Los Angeles-classificatie (figuur 4.9).

Eveneens kunnen complicaties van refluxziekte worden vastgesteld, zoals een peptische stenose, een Schatzkiring en Barrettepitheel (figuur 4.10). De aanwezigheid van alleen een hiatus hernia is wel predisponerend voor refluxziekte maar niet bewijzend. Een irregulaire Z-lijn en een erythemateuze mucosa suggereren wel een hoge zuurexpositie van het slijm-

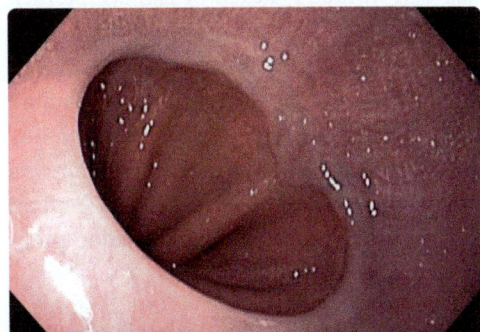

Figuur 4.10: Endoscopische foto van een schatzkiring. Een schatzkiring is een vernauwing op het niveau van de Z-lijn bij patiënten met een hiatus hernia. Grote stukken vlees kunnen blijven steken proximaal van de vernauwing.

vlies, maar zijn niet specifiek voor refluxziekte en bewijzen niet dat de symptomen van de patiënt door reflux wordt veroorzaakt.

Bij de meeste patiënten met refluxziekte worden geen afwijkingen gevonden tijdens endoscopie, mede dankzij het feit dat voorafgaand aan de gastroscopie al is gestart met zuurremmende medicatie die een sterk genezend effect hebben op oesofagitis. De afwezigheid van mucosale laesies sluit refluxziekte dan ook zeker niet uit. Men zou kunnen zeggen dat endoscopie een weinig sensitieve methode is om refluxziekte mee vast te stellen.

4.9.3 Ambulante refluxmeting

Met een ambulante pH-meting kan gedurende 24 uur de blootstelling aan zuur (zuurexpositie) van de slokdarm worden gemeten (figuur 4.11). Men plaatst via de neus een meetsonde in de slokdarm van de patiënt. De sonde is verbonden met een datarecorder waarmee de gegevens worden opgeslagen. De volgende dag komt de patiënt terug en worden de gegevens uitgelezen. Tijdens de meting geeft de patiënt steeds aan wanneer hij symptomen ervaart, door het drukken op een 'event marker'- knop. Later kan dan worden gekeken of zijn symptomen overeenkomen met de refluxepisoden. Zo kan worden vastgesteld of er een relatie bestaat tussen de klachten en het voorkomen van zure reflux. De relatie tussen symptomen en refluxepisoden drukt men meestal uit met behulp van symptoom-analyse-indices zoals de 'symptom index' (SI) en de 'symptom association probability' (SAP) (figuur 4.12).

Een normale, fysiologische zuurexpositie van de slokdarm sluit refluxziekte niet uit. Het is zeker mogelijk dat de klachten van patiënt gerelateerd zijn aan refluxepisoden, ook al komen deze laatste niet vaker dan normaal voor.

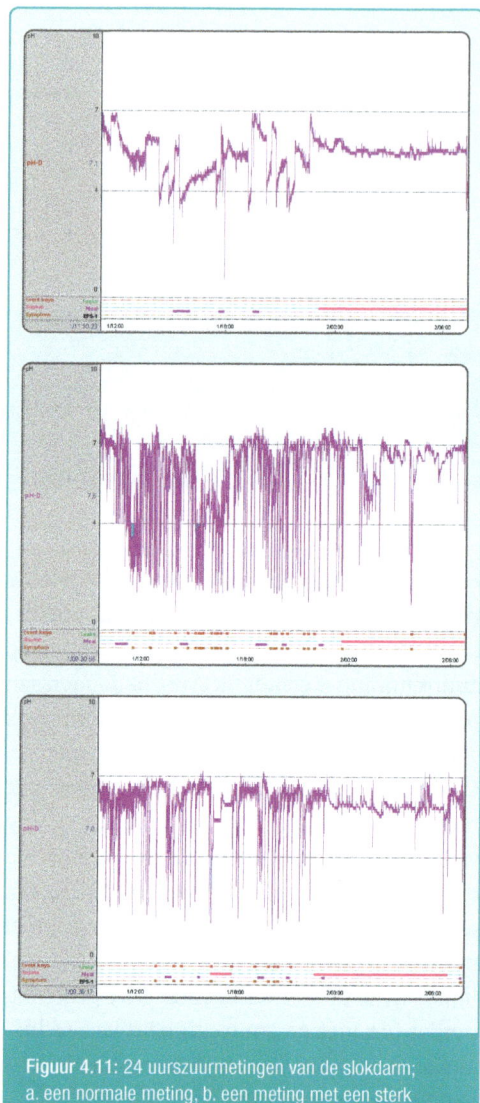

Figuur 4.11: 24 uurszuurmetingen van de slokdarm; a. een normale meting, b. een meting met een sterk pathologische zuurexpositie en c. een meting waarbij de zuurexpositie normaal is maar waarbij de symptomen van de patiënt wel steeds vooraf worden gegaan door een zure refluxepisode.

In dit geval is er sprake van een slokdarm die overgevoelig is voor zuur.
Een tekortkoming van een pH-meting is dat refluxepisoden alleen worden waargenomen waanneer die zuur zijn. Waanneer de zure maag-

De slokdarm

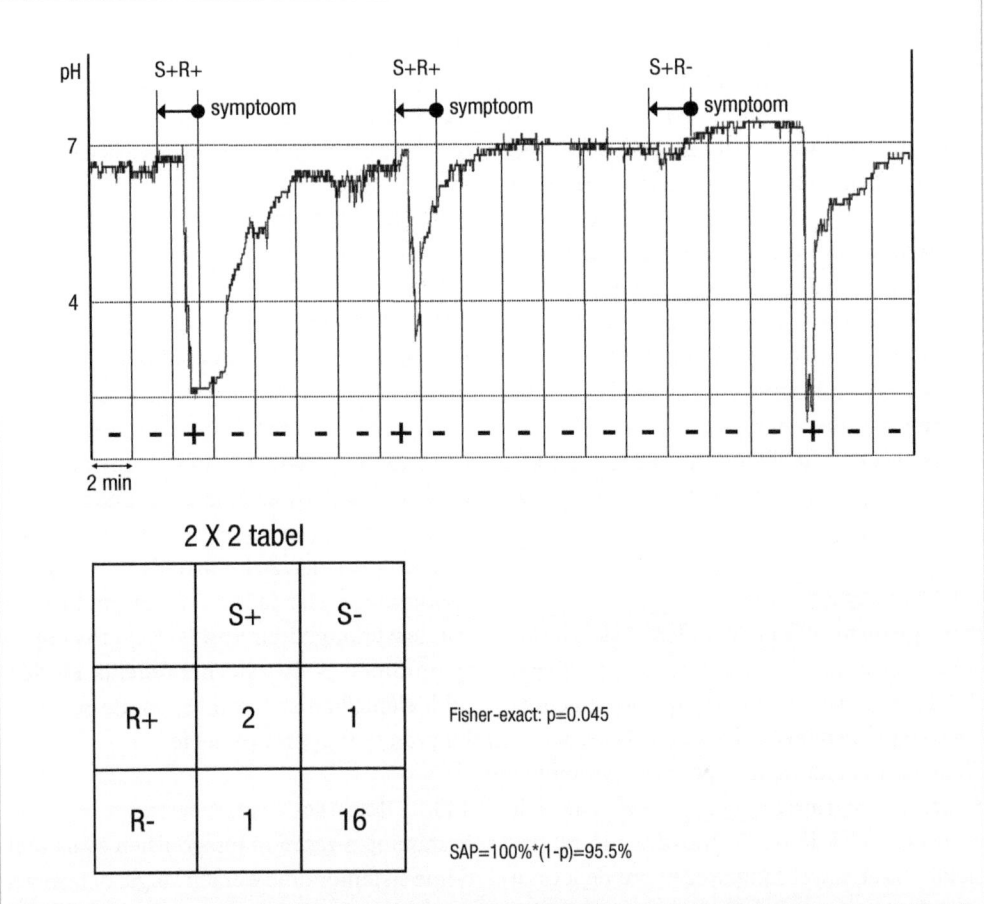

Figuur 4.12a en b: Schematische weergave van de berekening van de symptoom-analyse-indices. De meting wordt opgeknipt in delen van 2 minuten, in dit voorbeeld zijn dat er 20. In elk van deze 2 minuten durende tijdseenheden wordt bepaald of er reflux in is voorgekomen (R+) of niet (R-). In dit voorbeeld komt men uit op 3 eenheden met reflux en 17 zonder. Daarna wordt het aantal refluxepisoden geteld en van iedere refluxepisode wordt bepaald of er in de voorafgaande periode reflux voorkomt of niet. Dit wordt in een twee-bij-tweetabel ingevuld. Het aantal tijdseenheden zonder reflux berekent men door het aantal tijdseenheden met reflux van het totaal aantal tijdseenheden af te trekken (20-3 = 17). Als alle waarden zijn ingevuld in de tabel, wordt met behulp van de Fisher-exacttest de p-waarde berekend. Symptom Association Probability (SAP) is 100-(p-waarde) keer 100%. Een SAP boven de 95% is positief. De symptoom-index (SI) is het aantal symptomen dat is voorafgegaan door reflux (2) gedeeld door het totaal aantal symptomen (3) = 66,6%. De symptoom-sensitiviteits-index (SSI) is het aantal refluxepisoden dat is waargenomen (2) gedeeld door het totaal aantal refluxepisoden (3) = 66,6%.

sappen vermengd zijn met voedsel of waarneer men zuurremmende medicijnen gebruikt, is de maaginhoud niet meer zuur. Refluxepisoden zijn dan ook niet meer zuur en kunnen dus niet betrouwbaar worden gemeten met een pH-meting terwijl deze niet-zure refluxepisoden wel klachten kunnen veroorzaken. Met behulp van een impedantiemeting kunnen lucht- en vloeistofstromen in de slokdarm worden gemeten onafhankelijk van de zuurgraad van deze substanties. Een vloeistofstroom in proximale richting wijst dus op reflux van maaginhoud. In combinatie met een pH-meting kan worden vastgesteld of deze vloeistofstromen zuur of niet zuur zijn. Met een gecombineerde pH-impedantiemeting kan dus zowel zure maar ook zwakzure en zwakalkalische reflux worden gedetecteerd. Men kan dan ook onderzoeken of de klachten van de patiënt worden veroorzaakt door zwakzure of zwakalkalische refluxepisoden. Dit is vooral nuttig wanneer men wil onderzoeken wat de oorzaak is van de klachten als de patiënt al zuurremmers gebruikt. De meeste refluxepisoden hebben dan immers een pH hoger dan 4 en zijn dus niet te herkennen met een pH-meting alleen.

4.9.4 Manometrie

Een lage rustdruk van de onderste slokdarmsfincter en weinig krachtige peristaltiek in het slokdarmlichaam, worden frequent aangetroffen bij patiënten met refluxziekte. Deze bevindingen zijn echter weinig specifiek voor refluxziekte. Slokdarmmanometrie heeft dan ook geen vaste plek in de diagnostiek van refluxziekte, maar is wel aangewezen om de locatie voor de meetsonde te bepalen als men een 24 uursrefluxmeting wil verrichten. Een manometrie is ook nuttig om motiliteitsstoornissen uit te sluiten wanneer men antirefluxchirurgie overweegt.

4.10 BEHANDELING VAN REFLUXZIEKTE

De behandeling van refluxziekte bestaat uit verschillende stappen. De eerste stap, die patiënten meestal al uit zichzelf nemen, is het vermijden van voedsel waardoor de klachten toenemen, zoals koffie, alcohol, sinaasappelsap, pepermunt, chocolade en uien. Ook verhoogt men soms het hoofdeinde van het bed. Dit advies is echter alleen nodig wanneer er nachtelijke refluxsymptomen zijn of nachtelijke reflux is aangetoond. Patiënten met overgewicht hebben vaak baat bij afvallen; men merkt dat de klachten terugkomen als men weer in gewicht toeneemt.

4.10.1 Medicamenteuze behandeling van refluxziekte

4.10.1.1 Antacida en alginaten

Helpen de leefregels onvoldoende, dan nemen veel patiënten hun toevlucht tot antacida en alginaten die vrij bij de drogist te koop zijn. Antacida neutraliseren maagzuur direct en werken daardoor zeer snel na inname. Alginaten vormen een viskeuze laag op de maaginhoud en zouden zo het aantal refluxepisoden verminderen. Het nadeel van deze middelen is dat de werkingsduur kort is. Het effect op de symptomen is dus slechts tijdelijk en deze middelen zijn niet geschikt voor de behandeling van erosieve refluxziekte.

4.10.1.2 Histamine-2-receptorantagonisten

Histamine-2-receptorantagonisten zoals ranitidine en famotidine werken langer dan antacida en alginaten. Histamine-2-receptorantagonisten remmen de zuurproductie in de maag en zorgen dus voor een stijging van de pH, wat vervolgens ook leidt tot een stijging van de pH van refluxepisoden. Gezien de snel optredende tachyfylaxie (verlies van werking) zijn histamine-2-receptorantagonisten niet geschikt voor langdurig gebruik: ze werken na enkele weken minder effectief. Histamine-2-receptorantagonisten zijn effectief in de vermindering van refluxsymptomen, maar genezen erosieve oesofagitis nauwelijks.

4.10.1.3 Protonpompremmers

Protonpompremmers (PPI's) zijn momenteel de hoeksteen van de behandeling van refluxziekte. Er zijn vijf verschillende middelen beschikbaar: omeprazol, esomeprazol, pantoprazol, rabeprazol en lansoprazol. PPI's remmen de maagzuursecretie krachtiger dan histamine-2-receptorantagonisten waardoor de pH in de maag stijgt en de refluxepisoden minder zuur worden. Het totaal aantal refluxepisoden neemt niet af, maar de pH van de refluxepisoden stijgt. Tijdens behandeling met een PPI komen er meer zwakzure refluxepisoden en minder zure refluxepisoden voor. PPI's zijn effectief voor de symptomatische behandeling van reflux en na acht weken behandeling met eenmaal daags een PPI is 90% van de patiënten met erosieve oesofagitis genezen. PPI's zijn ook veilig en effectief voor langdurig gebruik. Na staken van de medicatie komen de symptomen en oesofagitis vaak terug. Bij patiënten met ernstige oesofagitis en een barrettslokdarm wordt daarom geadviseerd de behandeling levenslang door te zetten, bij patiënten met minder ernstige afwijkingen kan men 'on-demand' gebruik van PPI's adviseren.

4.10.2 Antirefluxchirurgie
Het is mogelijk refluxziekte chirurgisch te behandelen. Bij een fundoplicatie reponeert de chirurg allereerst een eventuele hernia. Daarna neemt hij een deel van de fundus en draait deze rond de slokdarm, zodat een zogenoemde manchet of kraag ontstaat rondom de slokdarm (figuur 4.13). Deze manchet mag niet te strak zitten, want dan ontstaat er dysfagie.

Na deze operatie is de druk in de onderste slokdarmsfincter verhoogd en komen er ook minder transiënte onderste slokdarmsfincterrelaxaties (TLOSR's) voor, wat resulteert in een belangrijke afname van het aantal refluxepisoden. Hierdoor is ook de mogelijkheid tot boeren en de maag te ontluchten na de operatie verminderd. Patiënten klagen daarom na deze operatie vaak over een opgezet gevoel en toegenomen winderigheid.

Indicaties voor antirefluxchirurgie zijn oesofagitis en symptomen die onvoldoende reageren op medicatie. PPI's verminderen de zuurgraad van de refluxepisoden, maar verminderen niet het aantal refluxepisoden. Ook zwakzure reflux kan zuurbranden en regurgitatie veroorzaken. Antirefluxchirurgie is de enige behandeling die daadwerkelijk het aantal refluxepisoden vermindert.

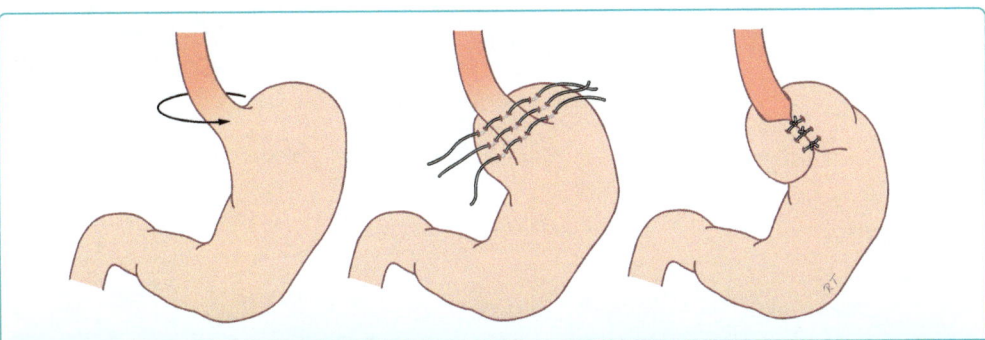

Figuur 4.13: Fundoplicatie volgen Nissen. De proximale maag wordt om de slokdarm gedraaid en als een kraag om de onderste slokdarmsfincter gehecht. Een fundoplicatie wordt altijd uitgevoerd in combinatie met het herstel van de hernia, indien aanwezig.

Voordat een patiënt antirefluxchirurgie ondergaat, moet men er zeker van zijn dat hij werkelijk refluxziekte heeft. Vooraf zal men een 24 uursrefluxmeting verrichten en alleen dan tot operatie overgaan wanneer er een goede relatie is tussen de klachten en refluxepisoden. Ook moet een slokdarmmanometrie worden verricht zodat men kan uitsluiten dat een patiënt ernstige peristaltische stoornissen heeft. Dit kan namelijk leiden tot ernstige dysfagie na het creëren van de manchet.

4.11 OVERMATIG BOEREN

Boeren is een fysiologisch fenomeen, maar hoorbaar boeren wordt in onze cultuur vaak gezien als onbeschaafd. Overmatig boeren is een veelvoorkomende klacht die vaak voorkomt in combinatie met andere aandoeningen, zoals refluxziekte en functionele dyspepsie.

Ook kan het boeren zelf reden zijn tot consultatie en soms is excessief boeren het enige symptoom. Er is dan een repetitief patroon van luchtinname en boeren, soms meer dan vijfmaal per minuut. Vaak wordt er vermeld dat de frequentie van het boeren toeneemt onder stress. Een groot aantal patiënten met overmatig boeren slikt de lucht niet in, maar zuigt of duwt met de farynx lucht in de slokdarm zonder dat er sprake is van een echte slikactie met peristaltiek. Direct na de inname van lucht boeren zij de lucht weer uit. Dit gedrag wordt frequent herhaald. Deze patiënten boeren hardop en vaak ook tijdens het consult. Vroeger werd deze aandoening met overmatig boeren wel aerofagie (Grieks: luchteten) genoemd. Omdat er echter geen sprake is van het overmatig inslikken van lucht, maar dat de lucht wordt aangezogen is deze term niet correct. Bij patiënten met overmatig boeren is het boeren dus niet het gevolg van het regurgiteren van lucht uit de maag, de opgeboerde lucht is zelfs nooit in de maag geweest, daarom wordt dit soort boeren ook wel supragastrisch genoemd, in tegenstelling tot normale 'gastrische' boeren.

Het is duidelijk dat overmatig boeren een gedragsstoornis is en de beste behandeling lijkt logopedie of gedragstherapie, waarbij men de patiënt probeert te laten inzien dat het boeren zelfgeïnduceerd en daarom mogelijk ook af te leren is.

5 DE MAAG

5.1 NORMALE MAAGFUNCTIE

5.1.1 Controlesystemen

Na passage door de slokdarm bereikt het voedsel de maag, waar het tijdelijk wordt opgeslagen totdat het kan worden vermalen en verder worden getransporteerd. Er zijn belangrijke verschillen in de werking van het proximale en distale gedeelte van de maag. Het proximale deel omvat de fundus en het grootste deel van het lichaam van de maag, waar de gladde spiercellen een stabiele rustpotentiaal hebben, en waar de contracties een traag en tonisch karakter hebben. Deze eigenschappen laten toe dat de proximale maag vooral een reservoirfunctie verzorgt. In het distale gedeelte, dat bestaat uit het antrum en het distale gedeelte van het corpus, vertonen de gladde spiercellen spontane elektrische schommelingen met een frequentie van drie cycli per minuut (de zogenaamde 'slow waves'). Deze slow waves ontstaan in het corpus dicht bij de grote curvatuur, in de zogenoemde pacemakerzone van de maag. Slow waves ontstaan in de interstitiële cellen van Cajal, en die bepalen zo het ritme waarop fasische contracties in de distale maag kunnen optreden (figuur 5.1).

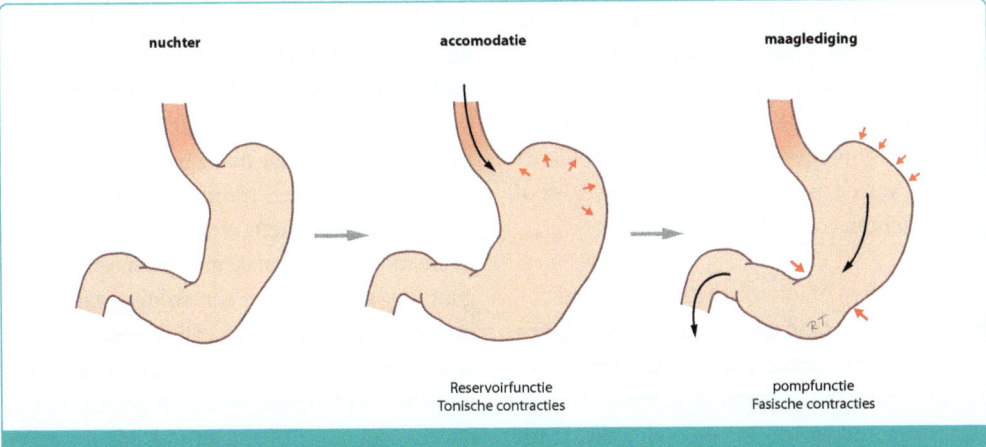

Figuur 5.1: Motorische functie van de maag in nuchtere toestand, tijdens voedselinname (accommodatie) en tijdens maaglediging.

Slow waves zijn continu aanwezig, ook als de distale maag niet contraheert. In de maag bevindt de myenterische plexus zich, net zoals in de rest van het maag-darmstelsel, tussen de circulaire en longitudinale spierlaag. Het optreden van contracties tijdens de meest gedepolariseerde fase van de slow waves, wordt uitgelokt door het vrijkomen van neurotransmitters uit zenuwuiteinden van de myenterische plexus.

De nervus vagus speelt in hoofdzaak een afferente of sensibele rol, aangezien 80 tot 90% van de zenuwvezels in de vagus informatie uit het maag-darmstelsel naar de hersenen brengen. De informatie die de hersenen bereikt, wordt in de hersenstam (vooral de tractus solitarius) geïntegreerd en zorgt via efferente signalen naar het maag-darmstelsel voor sturing van de werking van de myenterische plexus. Deze zogenoemde vagovagale reflexen spelen een belangrijke rol in de regeling van de maagmotiliteit, zowel bij voedselinname als in nuchtere toestand. De sympathische bezenuwing zorgt vooral voor een remming van de vrijzetting van acetylcholine uit de myenterische plexus.

De werking van de maag wordt verder beïnvloed door verschillende gastrointestinale hormonen. De belangrijkste bron hiervan is de dunne darm, alwaar verschillende hormonen door de aan- of afwezigheid van voedselbestanddelen vrijgezet worden. Deze hormonen sturen signalen naar de hersenen voor de regeling van het honger- en verzadigingsgevoel, en passen tegelijk de werking van de maag aan aan het aanwezige of te verwachten voedsel.

5.1.2 Nuchtere of interdigestieve motiliteit

In nuchtere toestand treedt in de maag en dunne darm een terugkerend patroon van contracties en rust op, wat het migrerend motorisch complex genoemd wordt. In een cyclus die 90 tot 120 minuten duurt, worden drie fasen onderscheiden (zie ook hoofdstuk 1 en 6). Fase I is een periode van afwezigheid van contracties; tijdens fase II treden contracties op met een sterk wisselende frequentie en zonder opvallende coördinatie. Fase III wordt gekenmerkt door een periode van een vijftal minuten van maximale contractie (3 per minuut in de maag, 12 per minuut in de dunne darm), die weer wordt gevolgd door fase I. Dit contractiepatroon start proximaal, in de maag of in het duodenum, en verplaatst zich geleidelijk naar distaal in de dunne darm om dan proximaal opnieuw te starten. Tijdens de passage van een fase III in het antrum worden niet-verteerde partikels uit de maag verwijderd. Fase III in het antrum gaat ook gepaard met een sterk hongergevoel en speelt vermoedelijk een rol in de regulatie van voedselinname.

5.1.3 Postprandiale motoriek

Het migrerend motorisch complex wordt onderbroken door voedselinname. Onder invloed van de extrinsieke bezenuwing schakelt het maag-darmstelsel dan over op een zogenaamd postprandiaal motiliteitspatroon. In de maag wordt dit gekenmerkt door relaxatie van de proximale maag en gecoördineerde contracties in de distale maag.

Aansluitend op elke slikbeweging relaxeren de onderste slokdarmsfincter en de proximale maag om de voedselbolus te laten passeren en te ontvangen in de proximale maag. De relaxatie van de proximale maag bij elke slik, die gepaard gaat met een remming van de antrale contractiele activiteit, wordt *receptieve relaxatie* genoemd. Vulling van de maag met een maaltijd gaat niet gepaard met een stijging van de intragastrische druk door een tweede type van relaxatie van de proximale maag, de *adaptieve relaxatie*. Beide typen relaxatie verzekeren de *accommodatie of reservoirfunctie* van de maag, en berusten voor een groot deel op een vagovagale reflex. Naarmate de maaltijd gefragmenteerd wordt (zie verderop), treedt er opnieuw een toename van tonus in de proximale maag op, wat maaglediging helpt bevorderen.

In de periode na de maaltijdinname ontstaan in de distale maag peristaltische contracties die zich vanaf mid-corpus in de richting van de pylorus voortplanten. Bij aankomst van deze contractiegolf bij de pylorus sluit deze kort, wat gepaard gaat met retropulsie van het voedsel. Dit proces helpt om het voedsel tot kleinere fragmenten te vermalen. Zodra de partikels klein genoeg zijn (< 1 mm), is passage hiervan via de pylorus naar het duodenum mogelijk. De pylorus fungeert dus als filter voor grotere partikels en heeft zo een kritische rol in de controle van maagontlediging.

5.1.4 Regeling van maagontlediging

Een groot aantal fysiologische mechanismen reguleert de maaglediging en zorgt ervoor dat vloeistoffen anders worden behandeld dan vaste stoffen. Vloeistoffen ledigen volgens een exponentieel verloop, waarbij toenemende calorische en osmotische densiteit de ontlediging vertragen (figuur 5.2-5.4).

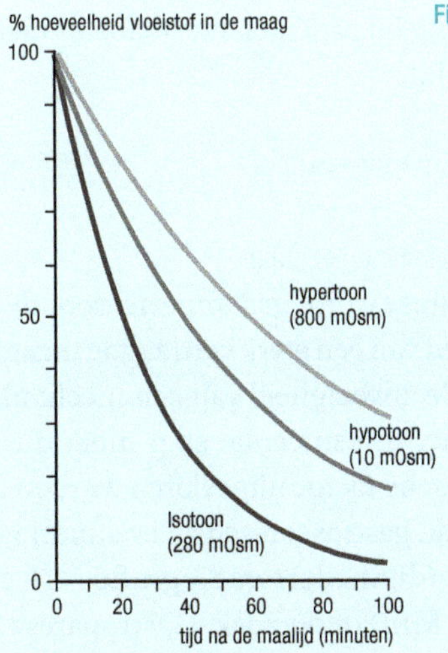

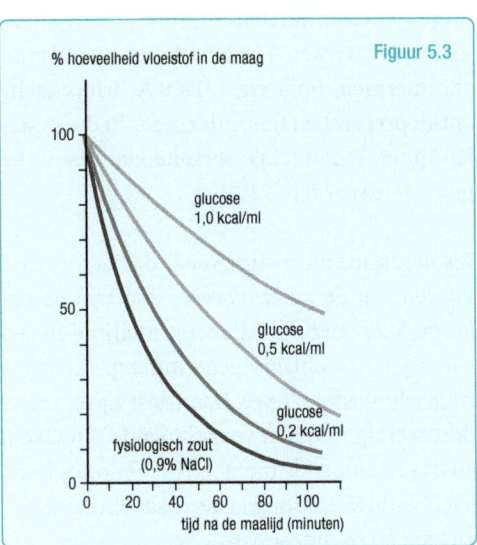

Figuur 5.2: Het effect van de osmotische waarde van een vloeistof op de snelheid van de maaglediging.

Figuur 5.3: Het effect van de calorische waarde van een vloeistof op de snelheid van de maaglediging.

Figuur 5.4: Het effect van de partikelgrootte op de snelheid van de maaglediging. Grote deeltjes moeten eerst worden verkleind voordat ze de pylorus kunnen passeren. Onverteerbare deeltjes passeren de pylorus het laatst.

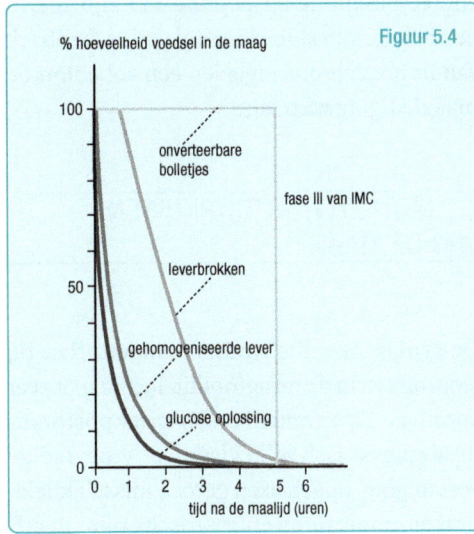

De ontlediging van vloeistoffen hangt af van de drukgradiënt tussen de maag en het duodenum, waarbij de tonus van de proximale maag en de weerstand ter hoogte van de pylorus de bepalende factoren zijn.

De ontlediging van een vaste maaltijd verloopt volgens een ander stramien. In een eerste fase zorgt de antrale pomp voor het vermalen van voedselbestanddelen, in deze fase treedt nog geen ontlediging op. Die eerste fase zonder ontlediging wordt de 'lag phase' genoemd. Zodra er partikels kleiner dan 1 mm diameter ontstaan, kan passage door de pylorus naar het duodenum plaatsvinden. De ontlediging van de rest van de maaltijd verloopt dan nagenoeg lineair.

Passage van voedselbestanddelen door de pylorus gebeurt pulsatiel en wordt sterk gestuurd door hormonale en neurale feedback vanuit het duodenum. Receptoren in de dunne darm zijn gevoelig voor de pH, de osmolaliteit, de ketenlengte van vetzuren en de concentratie van glucose en L-tryptofaan. Detectie van deze bestanddelen zorgt voor vertraging van de ontlediging. Zowel neurale (enterische zenuwen) als hormonale mechanismen (o.a. gastrine, cholecystokinine en peptide YY) zijn hierin betrokken. Ten slotte is er ook enige feedback vanuit het colon, aangezien een vol colon de maaglediging vertraagt.

5.2 MOTILITEITSSTOORNISSEN VAN DE MAAG

5.2.1 Symptomen

De symptomen die worden aangetroffen bij stoornissen in de maagmotiliteit, zijn niet zeer specifiek. Zij omvatten onder meer postprandiaal epigastrisch volheidsgevoel, vroegtijdige verzadiging, opgeblazen gevoel, misselijkheid, braken, anorexie en epigastrische pijn. In uitgesproken gevallen kan dit aanleiding geven tot gewichtsverlies en zelfs de onmogelijkheid om in voldoende mate oraal gevoed te worden. Deze symptomen komen ook voor bij tal van andere aandoeningen van de bovenste gastrointestinale tractus of zelfs het hepatobiliopancreatisch systeem. Bovendien is de relatie tussen symptoompatroon, symptoomernst en de onderliggende stoornissen van de maagmotiliteit vaak onduidelijk. Er wordt aangenomen dat sterk gestoorde maaglediging ook de bloedsuikerregeling bij patiënten met diabetes mellitus bemoeilijkt.

5.2.2 Gastroparese

5.2.2.1 Definitie en oorzaken

Gastroparese wordt gedefinieerd door de aanwezigheid van een sterk vertraagde maaglediging in de afwezigheid van een mechanische obstructie. In een eerste stap moet dus een mechanische factor uitgesloten worden door middel van gastroscopisch en eventueel radiografisch (dunnedarmradiografie, CT-enterografie, MRJ) onderzoek. Gastroparese kent meerdere en diverse oorzaken (tabel 5.1). Sommige geneesmiddelen kunnen gastroparese in de hand werken. Het betreft hier vooral anticholinergica, opiaten, L-DOPA, tricyclische antidepressiva en fenothiazinen. In die gevallen moet de mogelijk oorzakelijke medicatie gestopt te worden.

Als medicatie niet betrokken is bij het tot stand komen van de gastroparese, dan zijn de belangrijkste oorzaken diabetes mellitus en een voorafgaande chirurgische ingreep (postchirurgische gastroparese). Daarnaast zijn er meerdere weinig frequent voorkomende oorzaken, zoals verschillende metabole of neurologische aandoeningen, anorexia nervosa, bindweefselziekten en pseudo-obstructie.

Tabel 5.1 Oorzaken van een vertraagde maaglediging

acuut
- acute buik, abdominale pijn, ontstekingen
- postoperatief
- gastritis, infecties, gastro-enteritis
- metabole afwijkingen: hyperglykemie, acidose, hyper- en hypocalciëmie

chronisch
- maagulcus
- zenuwschade bij:
  - diabetes mellitus
  - maligne infiltratie
  - na vagotomie
- atrofische gastritis
  - na partiële gastrectomie
- intracerebrale stoornissen
- sclerodermie
- dermatomyositis
- familiaire myopathieën en spierziekten
- amyloïdose
- hypothyreoïdie
- pseudo-obstructie
- anorexia nervosa
- psychogeen braken

zowel acuut als chronisch
- mechanische obstructie
- medicamenteus:
  - morfinomimetica
  - anticholinergica
  - psychotropica
  - levodopa
- zwangerschap
- tabes dorsalis

Tabel 5.2 Oorzaken van versnelde maaglediging
- na hoogselectieve vagotomie
- na truncale vagotomie
- na partiële maagresectie
- hyperthyreoïdie
- exocriene pancreasinsufficiëntie
- zollinger-ellisonsyndroom

maaglediging goede regulatie van de glykemie. In de grote groep patiënten met idiopathische gastroparese is geen duidelijke oorzaak aanwezig; er zijn argumenten dat dit in een aantal gevallen door een virale infectie zou kunnen worden uitgelokt. In het verleden werd vagotomie regelmatig uitgevoerd als behandeling van peptisch ulcuslijden. Vooral truncale vagotomie geeft aanleiding tot gestoorde maagmotiliteit met versnelde lediging van vloeistoffen (kan tot dumping leiden, zie verderop) en een vertraagde lediging van vaste stoffen. De maagontlediging is ook vaak vertraagd bij patiënten met anorexia nervosa, mogelijk als gevolg van malnutritie en spieratrofie.

5.2.2.2 Diagnose
Bij klinische verdenking van gastroparese moeten eerst mechanische oorzaken, hormonale stoornissen (schildklierdisfunctie, bijnierinsufficiëntie) en elektrolytstoornissen worden uitgesloten. Farmaca die gastroparese kunnen induceren moeten gestopt worden.

Verschillende technieken werden beschreven om de maagontlediging te meten. In de klinische praktijk zijn vooral de scintigrafische (radionucleïde) tests en de ademtests goed ingeburgerd. Antrale hypomotiliteit kan aangetoond worden met behulp van drukmeting (manometrie), maar ook deze techniek wordt nauwelijks klinisch toegepast.

Gastroparese wordt zowel bij diabetes type 1 als 2 aangetroffen, maar wordt vooral gezien bij diabetes type 1 met autonome neuropathie en slechte glykemische controle. Hyperglykemie kan op zich de maagontlediging veroorzaken, en omgekeerd bemoeilijkt een onregelmatige

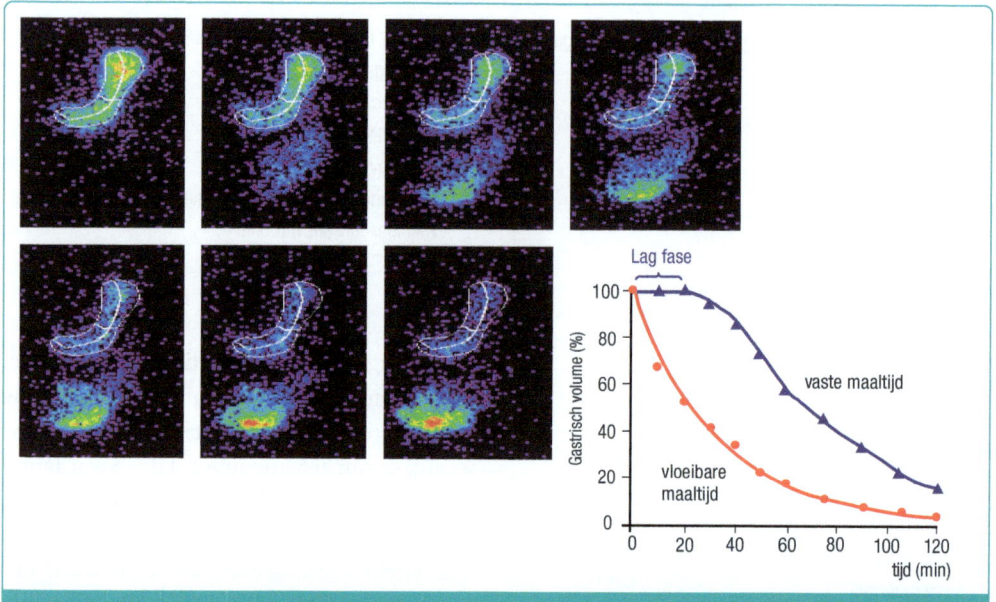

Figuur 5.5: Principe van maagontledigingsstudie door middel van radio-isotopenscintigrafie, met kwantitatieve analyse van de hoeveelheid radio-isotoop die over verloop van tijd aanwezig is in de zone die met de maag overeenkomt.

De radionucleïde maagledigingstest wordt internationaal nog steeds beschouwd als de gouden standaard, maar dit is deels ingegeven door het feit dat in de Verenigde Staten ademtests nog niet goedgekeurd zijn. Bij de radionucleïde maagledigingstest wordt een maaltijd gemerkt met een radio-isotoop. Met behulp van een gammacamera kan men de ontlediging meten als de daling van het aantal 'counts' dat zich bevindt in de regio van de maag (figuur 5.5).

Zowel een vaste als een vloeibare maaltijd kan gelabeld worden, of beide kunnen gecombineerd worden. De techniek heeft als nadeel dat radioactieve testmedia gebruikt worden, relatief duur is en de maaltijd niet gestandaardiseerd is.
Een alternatieve methode is de meting van de maaglediging aan de hand van uitgeademde $^{13}CO_2$. Hiervoor wordt een maaltijd gebruikt die ^{13}C-octaanzuur bevat. Zodra deze stof de maag verlaat, wordt die geabsorbeerd en na metabolisatie in de lever wordt het afgesplitste $^{13}CO_2$ uitgeademd. Door op regelmatige tijdstippen ademmonsters af te nemen, kan na mathematische bewerking een maagledigingscurve worden opgesteld. Het gebruikte isotoop is niet-radioactief en de uitvoering van de test is patiëntvriendelijk. Ook bij deze test is de maaltijdkeuze niet gestandaardiseerd.

5.2.2.3 Behandeling

De volgende stap bestaat uit een proefbehandeling met een prokineticum. Als misselijkheid op de voorgrond staat, wordt vooral metoclopramide of domperidon toegediend. Hierbij gaat de voorkeur uit naar domperidon vanwege de mogelijke extrapiramidale bijwerkingen (pseudoparkinsonisme) van metoclopramide. Beide middelen grijpen onder meer aan op dopaminereceptoren in de darmwand en de chemoreceptor-triggerzone in het verlengde merg. Beide middelen worden in een dosering van 4 dd 10 mg toegepast. In het verleden werd cisapride in deze indicatie gebruikt, maar dit middel is wegens het risico op cardiale aritmieën niet meer beschikbaar. Een alternatief is erythromycine, wat in een lage dosis (3 dd 250 mg) prokinetische effecten heeft door stimulatie van de motilinereceptor. Het effect op lange termijn is minder zeker en erythromycine kan het QT-interval verlengen.

Bij falen van medicamenteuze therapie kan voeding via een intestinale sonde overwogen worden. Hierbij wordt door middel van een naso-intestinale sonde of percutane jejunostomie voeding toegediend voorbij de maag. Behandeling met elektrische stimulatie van de maag, met een implanteerbare neurostimulator, wordt al langere tijd toegepast in de Verenigde Staten, maar moet nog steeds als experimenteel worden beschouwd. Bij grote uitzondering wordt partiële of totale gastrectomie verricht bij invaliderende refractaire gastroparese, maar de resultaten zijn hier vaak onvoorspelbaar en er is een belangrijk risico op invaliderende dumping (zie verderop).

5.2.3 Functionele dyspepsie

5.2.3.1 Definitie en diagnose

Functionele dyspepsie wordt gedefinieerd als de aanwezigheid van maagklachten zonder dat hiervoor een organische afwijking gevonden wordt die de symptomen zou kunnen verklaren. De typische klachten bij dyspepsie in brede zin zijn vroegtijdige verzadiging, postprandiaal volheidsgevoel, en pijn of brandend gevoel in de maagstreek. Een gastroscopie is het sleutelonderzoek bij dergelijke dyspepsieklachten. Bij de grote meerderheid van de patiënten met dyspeptische klachten worden er geen endoscopische afwijkingen gevonden, en wanneer er ook geen typische refluxklachten aanwezig zijn als belangrijkste klacht, wordt de diagnose *functionele dyspepsie* gesteld. In de praktijk wordt vaak nog een bloedafname verricht, maar het diagnostisch nut hiervan bij dyspepsie klachten zonder alarmsymptomen (vermagering, nachtelijke pijn, melena, anemie) is niet aangetoond. In gebieden met hoge prevalentie kan nog een screening op coeliakie uitgevoerd worden door bepaling van antilichamen tegen weefseltransglutaminase. Ook een echografie van de bovenbuik wordt vaak verricht. Analyse van grote patiëntenreeksen laat echter zien dat dit alleen nuttig is als er koliekachtige bovenbuikpijn is, waardoor het wenselijk is om cholelithiasis uit te sluiten.

Ondanks de hoge prevalentie is de pathogenese van functionele dyspepsie onbekend. Vermoedelijk betreft het een multifactoriële afwijking die ontstaat bij patiënten met een voorbeschikkende genetische achtergrond, die uitgelokt kan worden door acute gastrointestinale infecties en gemoduleerd wordt door psychosociale en immunologische factoren. Er is geen diagnostische test voor functionele dyspepsie beschikbaar. Onderliggend aan het klachtenpatroon zijn afwijkingen van de maagfunctie aantoonbaar, zoals vertraagde maagontlediging met antrale hypomotiliteit, gestoorde accommodatie van de proximale maag (reservoirfunctie) of overgevoeligheid van de maag bij distentie. Laaggradige tekens van inflammatie op duodenale biopsies werden gemeld bij groepen patiënten met plotseling ontstane of postinfectieuze functionele dyspepsie. Er bestaat echter een slechte correlatie tussen deze functiestoornissen en de aanwezigheid of ernst van de symptomen.

De rol van Helicobacter pylori in het ontstaan van functionele dyspepsie is controversieel. De aanwezigheid van een Helicobacter-infectie kan opgespoord worden door antilichamen in het bloed aan te tonen, of rechtstreeks door de aanwezigheid van Helicobacter in biopten verkregen tijdens endoscopie. Terwijl de rol van Helicobacter in het ontstaan van peptisch ulcus overtuigend is aangetoond, blijft er twijfel over het belang van deze bacterie wanneer alleen dyspepsieklachten aanwezig zijn en de endoscopie geen peptisch lijden toont. De aanwezigheid van Helicobacter heeft geen grote invloed op motiliteit of sensitiviteit van de maag. Bij eradicatietherapie wordt ook, zeker op korte termijn, geen winst geboekt wat betreft vermindering van dyspepsieklachten. Op lange termijn lijkt een kleine groep patiënten (één op 10) toch baat te vinden bij eradicatie, met verdwijning van de dyspepsieklachten, maar de resultaten van individuele studies verschillen hier sterk.

Eveneens controversieel is de rol van psychosociale factoren bij patiënten met functionele dyspepsie. Het is duidelijk dat psychologische beïnvloeding de maagfunctie kan beïnvloeden via efferente bezenuwing en via activatie van de hypothalamus-hypofyse-bijnieras. Het is daarom aannemelijk dat psychologische afwijkingen zoals angst, depressie, somatisatie en stress een rol spelen bij functionele dyspepsieklachten. In welke mate dit de behandeling moet (bij)sturen is echter op dit ogenblik nog niet duidelijk.

5.2.3.2 Behandeling

Niet alle patiënten met functionele dyspepsie hoeft men medicamenteus te behandelen. Geruststelling en uitleg over de normale bevindingen bij bijvoorbeeld endoscopie kunnen onrust over een eventuele ernstige onderliggende aandoening wegnemen. Vaak worden een aantal levenshygiënische maatregelen aangeraden, zoals regelmatige kleinere vetarme maaltijden, lichaamsbeweging, vermijden van cafeïne en andere stimulantia, maar het nut hiervan is niet aangetoond.

De eerstelijnstherapie van functionele dyspepsie bestaat vaak uit maagzuurremmers, vooral als klachten van pijn of brandend gevoel in de maagstreek op de voorgrond staan. Wanneer vooral volheidsgevoel en vroegtijdige verzadiging op de voorgrond staan, is de kans dat zuurremmers zullen helpen beduidend kleiner. In dat geval worden eerder prokinetica verkozen. In refractaire gevallen worden soms tricyclische antidepressiva in lage dosis toegepast, vooral als belangrijke psychosociale comorbiditeit aanwezig is. Zoals eerder vermeld geeft Helicobacter pylori eradicatie bij een deel van de patiënten symptoomverlichting.

5.2.4 Het dumpingsyndroom

5.2.4.1 Definitie

Het dumpingsyndroom is het geheel van symptomen en reacties die optreden wanneer in de dunne darm plotseling een overaanbod aan voedingsbestanddelen optreedt (figuur 5.6).

Het is een vaak voorkomende complicatie van totale of partiële gastrectomie, of van vagotomie zoals vroeger voor peptisch ulcus uitgevoerd werd. Het dumpingsyndroom treedt ook op bij tot 50% van de patiënten die een subtotale of distale slokdarmresectie ondergingen, vermoedelijk door verlies van de regulatie van de maagontlediging door de nervus vagus. Het dumpingsyndroom wordt ook gezien als complicatie van een antirefluxfundoplicatie. Tegenwoordig wordt dumping vooral gezien wanneer partiële gastrectomie wordt uitge-

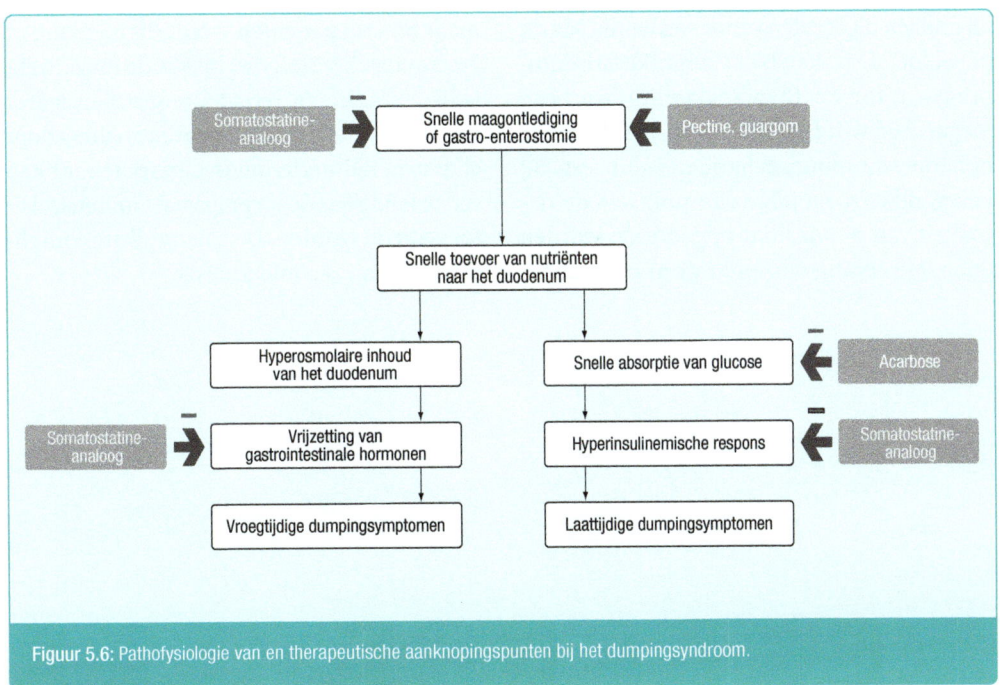

Figuur 5.6: Pathofysiologie van en therapeutische aanknopingspunten bij het dumpingsyndroom.

voerd in het kader van bariatrische chirurgie (om overgewicht te behandelen).

De symptomen van dumping worden onderverdeeld in:
1. een vroegtijdige fase, waarbij cardiovasculaire symptomen (palpitaties, tachycardie, transpiratie, flushing, syncopale neiging) en abdominale symptomen (buikpijn, diarree, misselijkheid, krampen) voorkomen;
2. een laattijdige fase die identiek is aan de symptomen van hypoglykemie (honger- en zwaktegevoel, transpiratie, tremor, verminderd bewustzijn tot syncope).

5.2.4.2 Diagnose
De diagnose wordt met grote waarschijnlijkheid gesteld door typische symptomen in een context van een eerdere chirurgische ingreep. Meestal wordt endoscopisch en röntgenologisch onderzoek uitgevoerd om stenosen of andere mechanische factoren na chirurgie uit te sluiten. Zekerheid kan verkregen worden door een verlengde orale glucosetolerantietest, waarbij bij elke bloedafname ook de hematocriet bepaald wordt en de polssnelheid gemeten wordt. Een diagnose van dumping wordt bevestigd bij vroegtijdige toename in hematocriet (10% van de oorspronkelijke waarde) of polssnelheid (meer dan 10 slagen per minuut), of laattijdige hypoglykemie (minder dan 60 mg/dl). Deze diagnostische test is specifiek maar niet zeer sensitief. Bij laattijdige dumping kan ook een bloedsuikerbepaling tijdens het optreden van symptomen bevestiging van de diagnose bieden.

5.2.4.3 Behandeling
De eerste stap in de behandeling is een dieet dat arm is aan snel resorbeerbare koolhydraten, met kleinere frequentere maaltijden en waar-

bij drinken bij het eten vermeden wordt. Als dit onvoldoende is, kan bij belangrijke late dumpingsymptomen (hypoglykemie) acarbose toegevoegd worden aan elke maaltijd, wat de opname van monosachariden inhibeert. Bij belangrijke vroegtijdige dumping kan de viscositeit van de maaltijd opgedreven worden door toevoeging van guar gom of pectine, maar bij veel patiënten wordt dit niet lang of systematisch gevolgd vanwege de onaantrekkelijke smaak. In refractaire gevallen wordt een kortwerkend somatostatineanaloog voor elke maaltijd onderhuids ingespoten, of kan een maandelijks depot preparaat intramusculair toegediend worden. De belangrijkste complicatie hiervan is cholelithiasis.

6 DE DUNNE DARM

6.1 DUNNEDARMMOTILITEIT

In nuchtere toestand treedt in de maag en de dunne darm een terugkerend patroon van contracties en rust op, wat het migrerend motorisch complex genoemd wordt. In een cyclus die 90 tot 120 minuten duurt, worden drie fasen onderscheiden (zie hoofdstuk 1). Fase I is een periode van afwezigheid van contracties; tijdens fase II treden contracties op met een sterk wisselende frequentie en zonder opvallende coördinatie. Fase III wordt gekenmerkt door een periode van 5 tot 12 minuten van maximale contractie (3 per minuut in de maag en 12 per minuut in de dunne darm), opnieuw gevolgd door fase I. Dit patroon start proximaal, in de maag of in het duodenum, en verplaatst zich geleidelijk naar distaal in de dunne darm om dan proximaal opnieuw te starten. De coördinatie van het migrerend motorisch complex berust op een wisselwerking tussen het enterisch zenuwstelsel, de nervus vagus, en een aantal gastrointestinale hormonen, zoals motiline en somatostatine. Tijdens de passage van een fase III in het antrum worden niet-verteerde partikels uit de maag verwijderd, en fase III in de dunne darm zorgt voor verdere evacuatie van de dunnedarminhoud naar het colon. Op dit aspect berust de zogenoemde 'huishoudster'-functie van het migrerend motorisch complex.

Bij inname van voedsel schakelt de dunne darmmotiliteit over naar het zogenoemde postprandiale motiliteitspatroon. Hierbij zijn schijnbaar onregelmatige en willekeurige uitziende contracties aanwezig op verschillende plaatsen in de dunne darm. Toch blijkt de samenstelling van de maaltijd, de vezelinhoud ervan en de viscositeit het type contracties te beïnvloeden. De regeling van de postprandiale motiliteit is echter zeer onvolledig begrepen en bestudeerd.

6.2 STOORNISSEN VAN DE DUNNEDARMMOTILITEIT

Stoornissen van de dunnedarmmotiliteit kunnen als een spectrum worden beschouwd (figuur 6.1). Bij vaak voorkomende aandoeningen zoals het prikkelbaredarmsyndroom worden subtiele afwijkingen gezien waarvan het pathofysiologisch belang onzeker is.

Ernstige stoornissen van de dunnedarmmotiliteit, zoals chronische intestinale pseudo-obstructie, zijn zeldzaam (tabel 6.1).

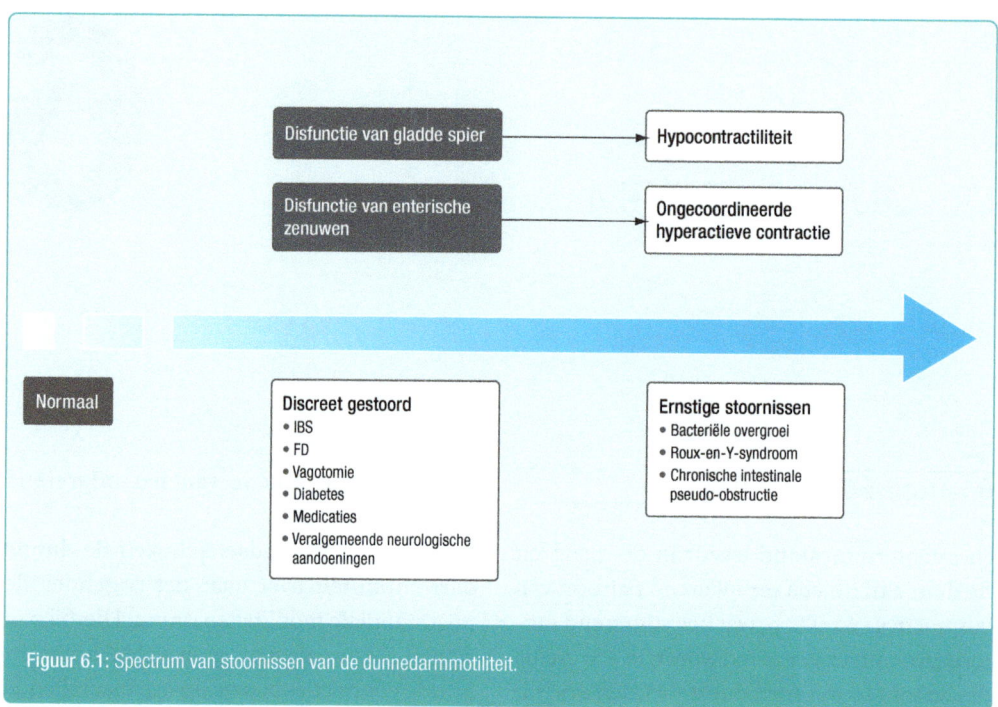

Figuur 6.1: Spectrum van stoornissen van de dunnedarmmotiliteit.

Tabel 6.1 Motiliteitsstoornissen van de dunne darm

acuut
- infectieuze gastro-enteritis
- paralytische ileus bij:
  – ketoacidose
  – hypokaliëmie
  – peritonitis
  – postoperatief

chronisch
- functionele dyspepsie
- prikkelbaredarmsyndroom
- hyperthyreoïdie
- pseudo-obstructie bij:
  – chronisch idiopathische pseudo-obstructie (CIIP)
  – secundair bij diabetes, sclerodermie

6.2.1 Vaak voorkomende dunne darm-motiliteitsstoornissen met onzeker pathofysiologisch belang

Bij een groot aantal gastrointestinale aandoeningen werden afwijkingen van de dunnedarmmotiliteit beschreven waarvan het onzeker is in welke mate ze tot het klachtenpatroon bijdragen. Het betreft vooral veranderingen in frequentie en propagatie van fase III van het migrerend motorisch complex. De belangrijkste aandoeningen waarbij relatief subtiele stoornissen van de dunnedarmmotiliteit werden beschreven, zijn het prikkelbaredarmsyndroom en functionele dyspepsie. Deze aandoeningen worden echter in detail besproken in hoofdstuk 5 en 7.

De dunnedarmmotiliteit is vaak ook verstoord na chirurgische ingrepen in de bovenste deel van het spijsverteringskanaal. Na vagotomie, bijvoorbeeld in het kader van een partiële of totale gastrectomie of een oesofagectomie, wordt vaak geen duidelijke conversie van interdigestieve motiliteit naar postprandiale motiliteit meer waargenomen bij inname van een maaltijd. Zelden kan bij een roux-en-y-constructie retrograde peristaltiek in de afvoerende lis optreden wanneer een distale pacemaker domineert over de meer proximaal gesitueerde pacemakers. Deze diagnose kan uitsluitend met manometrie gesteld worden.

Ten slotte kan bij diabetische neuropathie of na het aanleggen van een vaatprothese, vermoedelijk door verlies van inhiberende bezenuwing, hypermotiliteit en onderdrukking van fase I van het migrerend motorisch complex gezien worden.

6.2.2 Chronische intestinale pseudo-obstructie

Onder de noemer chronische intestinale pseudo-obstructie worden zeldzame, ernstige aandoeningen van de dunnedarmmotiliteit gegroepeerd. Diagnostische criteria vereisen een klinisch beeld dat suggestief is voor mechanische obstructie (gedilateerde dunnedarmlissen, vloeistofspiegels) in afwezigheid van een mechanische factor, gebaseerd op endoscopische, radiologische en eventueel chirurgische evaluatie (figuur 6.2).

Oorzaak hiervan zijn ernstige stoornissen van de gladdespierfunctie, van de intrinsieke bezenuwing of van de interstitiële cellen van Cajal in de dunne darm. Er zijn zowel sporadische als familiale vormen van chronische intestinale pseudo-obstructie beschreven. Het ziektebeeld kan idiopathisch zijn, maar kan ook passen in het kader van een veralgemeende musculaire (bijvoorbeeld mitochondriale myopathie) of neurale (bijvoorbeeld amyloïdose) aandoening.

Zekerheidsdiagnose vergt, behalve bij veralgemeende aandoeningen, meestal een

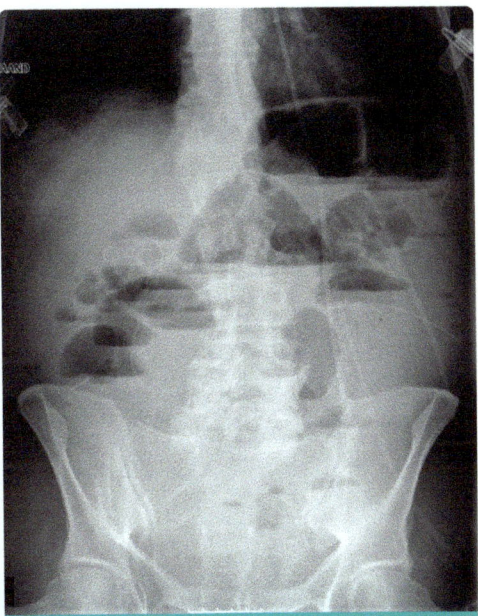

Figuur 6.2: Röntgenfoto van de buik van een patiënt met een chronische idiopathische pseudo-obstructie. Meerdere lucht-vloeistofspiegels in de dunne darm vallen op en een enkele gedilateerde dunnedarmlis. Door middel van een röntgenfoto kan een chronische idiopathische pseudo-obstructie niet worden onderscheiden van een mechanische ileus.

transmuraal biopt van de dunne darm, zodat de neuromusculaire structuren morfologisch geëvalueerd kunnen worden. Hierbij kunnen degeneratieve of inflammatoire stoornissen gezien worden. Een recent herkende bijzondere vorm van pseudo-obstructie is idiopathische myenterische ganglionitis, die gepaard gaat met een inflammatoir infiltraat rond de myenterische plexus en toegenomen neurale apoptose. Bij die patiënten lijken anti-Hu-antilichamen in het serum aanwezig, wat mogelijk als screentest kan helpen.

Dunnedarmmanometrie (antroduodenale manometrie) kan indicatief zijn voor een belangrijke neurale of musculaire stoornis bij

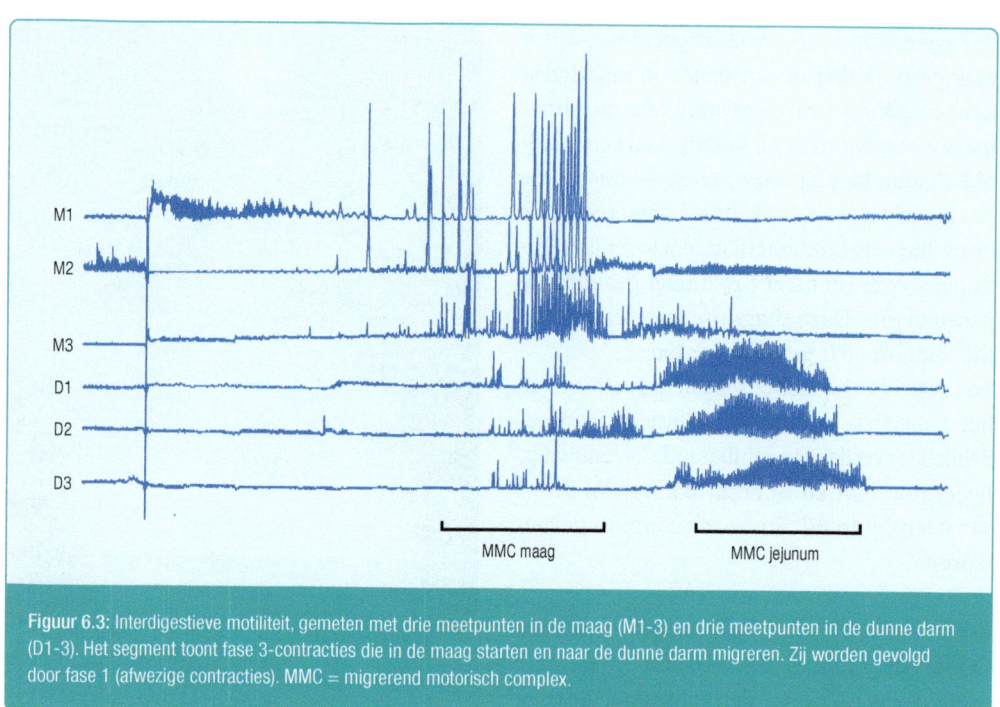

Figuur 6.3: Interdigestieve motiliteit, gemeten met drie meetpunten in de maag (M1-3) en drie meetpunten in de dunne darm (D1-3). Het segment toont fase 3-contracties die in de maag starten en naar de dunne darm migreren. Zij worden gevolgd door fase 1 (afwezige contracties). MMC = migrerend motorisch complex.

vermoeden van intestinale pseudo-obstructie (zie figuur 6.3).

Bij een musculaire stoornis worden contracties van lage amplitude gezien, maar is het contractiepatroon bewaard, indien nog evalueerbaar. Bij neurale stoornissen zijn contracties met normale amplitude aanwezig, maar is de organisatie verstoord. Dit kan bijvoorbeeld een verlies zijn aan overschakeling op de postprandiale motiliteit na een maaltijd, gestoorde organisatie, propagatie of coördinatie van de interdigestieve motiliteit, of lang aanhoudende hypercontractiliteit in een individueel segment (de zogenoemde 'bursts').

Bij aandoeningen van de interstitiële cellen van Cajal wordt een myopathieachtig beeld gezien. Er zijn ook overgangsvormen, waar zowel neuropathische als myopathische elementen tegelijk aanwezig lijken te zijn. In uitgezette segmenten van de dunne darm is het onderscheid tussen neuropathische en myopathische stoornissen op basis van manometriepatronen echter minder betrouwbaar.

Door de zeldzaamheid van deze groep aandoeningen is de behandeling van pseudo-obstructie moeilijk, en eerder gebaseerd op ervaring en traditie dan op echte vergelijkende studies. Meestal wordt medicatie gegeven die de darmmotiliteit stimuleren, naast intermitterende antibiotica om bacteriële overgroei tegen te gaan (zie hieronder), en middelen om maag- en dunnedarmsecretie te beperken (zuurremmers, somatostatineanalogen). In extreme gevallen kan partiële resectie of een ontlastend stoma nodig zijn, en sommige patiënten kunnen alleen door vloeibare voeding of chronische parenterale voeding voldoende calorieën opnemen.

6.2.3 Bacteriële overgroei in de dunne darm

Terwijl het colon rijk is aan bacteriële commensale flora, is die grotendeels afwezig in de dunne darm. Dit lijkt vooral te berusten op het effect van fase 3 van de interdigestieve motiliteit, want bij ontbreken hiervan treedt gemakkelijk bacteriële overgroei in de dunne darm op. Daarnaast kan dit ook optreden wanneer na ingrepen stukken dunne darm van de normale doorstroming uitgesloten zijn (het zogenoemde blindelissyndroom (blind loop sydrome), zoals dat voorkomt na bijvoorbeeld een Roux-en-Y-operatie.

De diagnose bacteriële overgroei van de dunne darm kan gesteld worden aan de hand van ademtests. Hierbij wordt gemeten of en hoe snel afbraakproducten van een ingenomen stof in de adem verschijnen. Onder andere glucose-, lactulose- en galzuurademtests worden hiervoor gebruikt.

Behandeling van bacteriële overgroei berust op het met tussenpozen toedienen van korte kuren van wisselende antibiotica (o.a. metronidazol), die de bacteriële groei onderdrukken. Prokinetica kunnen als hulpmiddel gebruikt worden.

6.2.4 Mechanische subobstructie en dunnedarmmotiliteit

Het vaststellen van mechanische factoren die de dunnedarmpassage belemmeren, vindt gewoonlijk plaats met behulp van endoscopie (voor het gastroduodenale segment) en röntgenologische beeldvorming (dunnedarmpassagefoto en CT-enteroclysis) (figuur 6.4).

In zeldzame gevallen kan er ondanks beeldvormend onderzoek toch een substenose worden gemist, en in dit geval kan dunnedarmmanometrie sterke aanwijzingen voor mechanische subobstructie geven. Bij mechanische passa-

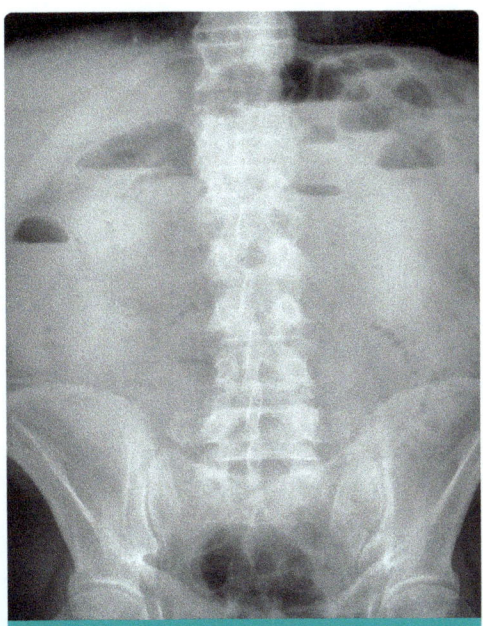

Figuur 6.4: Röntgenfoto van de buik van een patiënt met een ileus. Meerdere lucht-vloeistofspiegels in de dunne darm vallen op.

gebelemmering wordt een typisch patroon van simultane repetitieve contracties gezien over een lang bereik in de dunne darm, met pauzes ertussenin. Dit zogenoemde 'minute rhythm' of 'clustered contractions' toont de poging van de darm om door versterkte peristaltische activiteit de mechanische weerstand te overwinnen (figuur 6.5).

Wanneer een dergelijk patroon gedurende het grootste deel van de meetperiode aanwezig is, is dit sterk suggestief voor mechanische subobstructie en wordt vaak tot nieuwe beeldvorming of tot chirurgische exploratie overgegaan.

6.2.5 Aerofagie

Patiënten met aerofagie hebben last van een overmatige hoeveelheid lucht in de darmen door

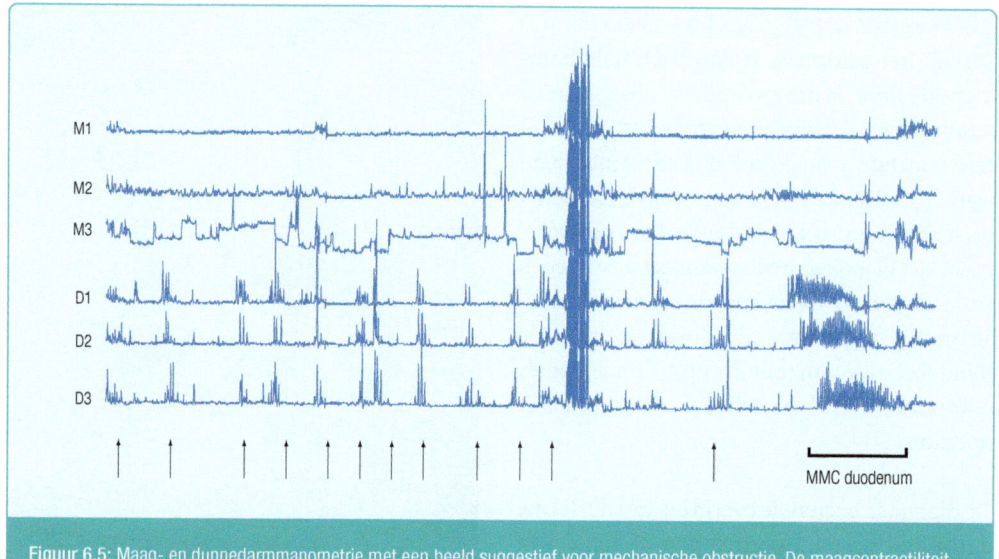

Figuur 6.5: Maag- en dunnedarmmanometrie met een beeld suggestief voor mechanische obstructie. De maagcontractiliteit (M1-3) is normaal, maar in het duodenum (D1-3) komen gegroepeerde contracties (clustered contractions) voor (pijltjes). Aan het einde van het tracé is een duodenale fase 3 te zien. De oorzaak betrof hier een partiële malrotatie met compressie van het distale duodenum.

het inslikken van grote hoeveelheden lucht. Het is onduidelijk waardoor dit wordt veroorzaakt. Vaak wordt een deel van de ingeslikte lucht weer opgeboerd en hebben de patiënten ook last van overmatig boeren. Toegenomen flatus en een opgeblazen gevoel worden ook vermeld. Op de buikoverzichtsfoto's van deze patiënten worden vele met lucht gevulde darmlissen gezien, soms wordt dit zelfs per abuis aangezien voor een ileusbeeld (figuur 6.6).

Aerofagie is zeldzaam terwijl een opgeblazen gevoel dikwijls voorkomt bij patiënten met het veelvoorkomende prikkelbare darm syndroom en functionele dyspepsie. Men kan alleen van aerofagie spreken wanneer een overmatige hoeveelheid lucht is gezien op een röntgenfoto of overmatig lucht inslikken is geobjectiveerd.

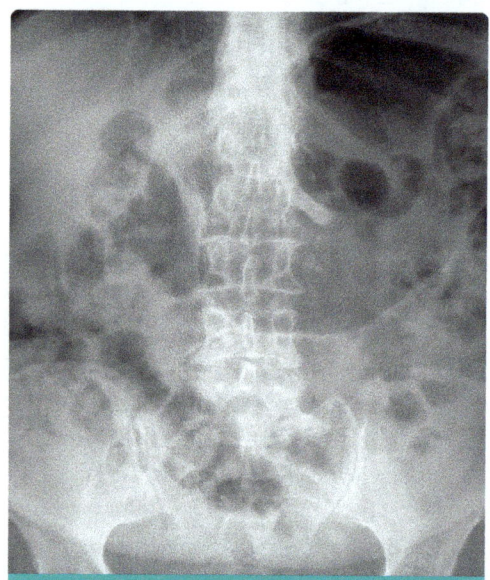

Figuur 6.6: Röntgenfoto van de buik van een patiënt met aerofagie. Er is opvallend veel lucht in de maag en ook in de dunne darm is veel lucht aanwezig. Er worden geen lucht-vloeistofspiegels gezien bij aerofagie.

7 HET COLON

7.1 INLEIDING

Het colon heeft als belangrijkste taak het resorberen van water en zouten uit de vloeibare darminhoud (chymus) die uit de dunne darm aankomt. Onder normale omstandigheden bereikt per etmaal ongeveer 1500 ml water het coecum. Hiervan blijft na terugresorptie slechts circa 100 ml over (figuur 7.1).

Daarnaast is de dikke darm belangrijk als opslagorgaan. De feces die in een periode van één tot meerdere dagen is geproduceerd, kan in het colon opgeslagen blijven totdat zich een geschikt moment voor defecatie voordoet.
Bij het uitvoeren van de bovengenoemde taken van het colon is niet alleen een groot actief resorberend oppervlak nodig, maar ook bewegingen van de wand van het orgaan. Ook de functie van de bekkenbodem, de anale kringspieren en het rectum zijn van essentieel belang, maar deze worden in een afzonderlijk hoofdstuk besproken.

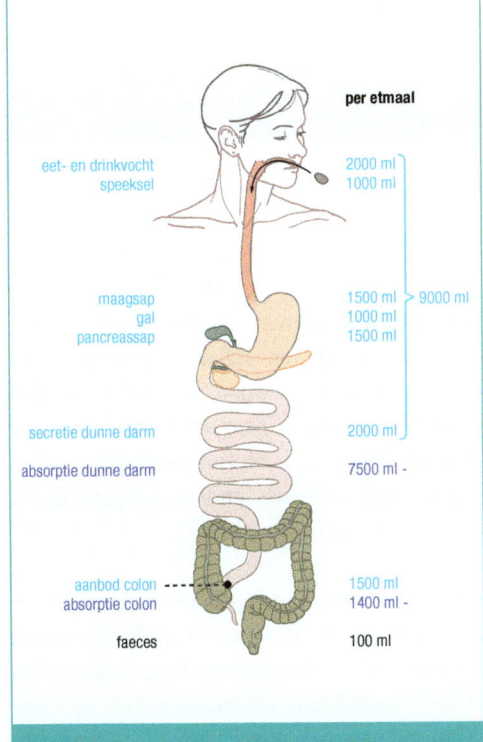

Figuur 7.1: Vloeistofstromen door het maag-darmkanaal.

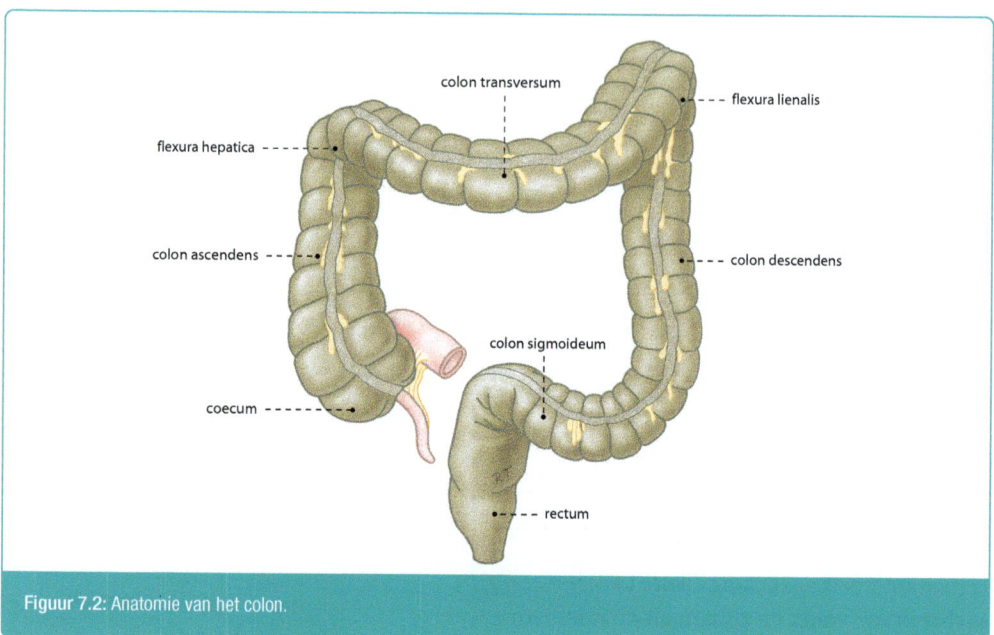
Figuur 7.2: Anatomie van het colon.

7.2 ANATOMIE EN INNERVATIE

Het colon van de mens is 1 tot 1,5 meter lang en het orgaan ligt meestal meer gekronkeld in de buikholte dan de anatomieboeken suggereren. Van proximaal naar distaal onderscheidt men het coecum, het colon ascendens, colon transversum, colon descendens en sigmoïdeum en het rectum (figuur 7.2).

Het colon heeft evenals de rest van het maag-darmkanaal een buitenste longitudinale en een binnenste circulaire spierlaag. In het colon is de longitudinale spierlaag echter niet gelijkmatig over de omtrek verdeeld: de meeste longitudinale spiervezels liggen in drie lengtebanden, de taeniae. Net zoals in de overige delen van het maag-darmkanaal bevat de wand van het colon zenuwplexussen, zoals de plexus myentericus en plexus submucosus. De parasympathische vezels die het rechter colon be-zenuwen, maken deel uit van de nervus vagus. Het linker colon wordt parasympathisch via de nervi splanchnici pelvini geïnnerveerd. De orthosympathische innervatie verloopt via perivasculaire plexussen.

De motoriek van het colon wordt niet alleen neuronaal maar ook hormonaal gestuurd. De belangrijkste stimulerende hormonen zijn gastrine en cholecystokinine. De belangrijkste remmende hormonen zijn glucagon en vasoactive intestinal polypeptide (VIP).

7.3 MOTORIEK VAN DE DIKKE DARM

In de motoriek van de dikke darm worden twee typen van contracties onderscheiden, namelijk haustrerende (of segmenterende) contracties en massacontracties. Deze laatste worden ook wel 'high-amplitude propagated contractions' (HAPC's) genoemd (figuur 7.3).

Het colon

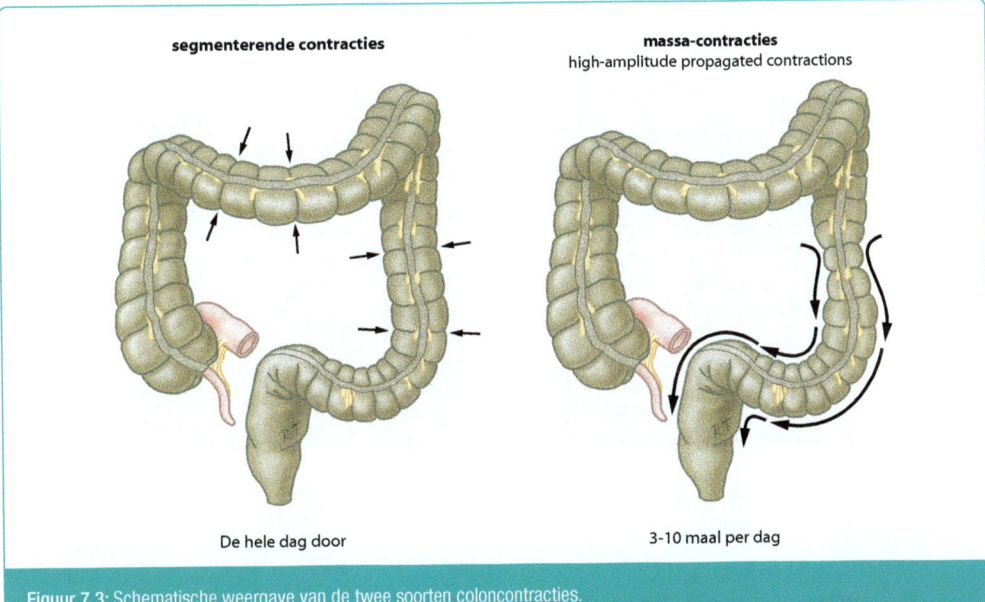

Figuur 7.3: Schematische weergave van de twee soorten coloncontracties.

7.3.1 Haustrerende contracties

De haustrerende contracties worden veroorzaakt door lokale samentrekkingen van de circulaire spierlaag. Veel van de haustrerende contracties zijn stationair: zij verplaatsen zich nauwelijks. De bewegingen zijn zeer traag, zodat bij kortdurende observatie de indruk kan ontstaan dat de insnoeringen van het darmlumen veroorzaakt worden door gepreformeerde anatomische structuren. Langduriger observatie maakt echter duidelijk dat het karakteristieke haustratiepatroon voortdurend verandert.

Met behulp van intraluminale drukmeting kan men de haustrerende contracties als drukgolven met variabele duur en amplitude waarnemen. Deze contracties zijn zeer variabel in kracht, duur en voortplanting (figuur 7.4).

Het is bovendien zeer moeilijk een ritmisch patroon in deze contracties te herkennen. Het ontbreken van een duidelijk ritme is in overeenstemming met de elektrische activiteit van het colon. In de dikke darm zijn wel slow waves (electrical control activity) aanwezig, maar de regelmaat die deze elektrische golven in de maag en de dunne darm hebben, ontbreekt in het colon vrijwel volledig. Vaak zijn meerdere frequenties tegelijkertijd door elkaar heen aanwezig.

De haustrerende contracties van het colon leiden niet tot significante verplaatsing van de coloninhoud. Hun functie is vooral het mengen en kneden van de inhoud waardoor deze in optimaal contact met de mucosa komt. Hierdoor wordt de resorptie van water en zouten geoptimaliseerd. De activiteit van de haustrerende contracties neemt toe na een maaltijd en verdwijnt vrijwel volledig gedurende de nacht.

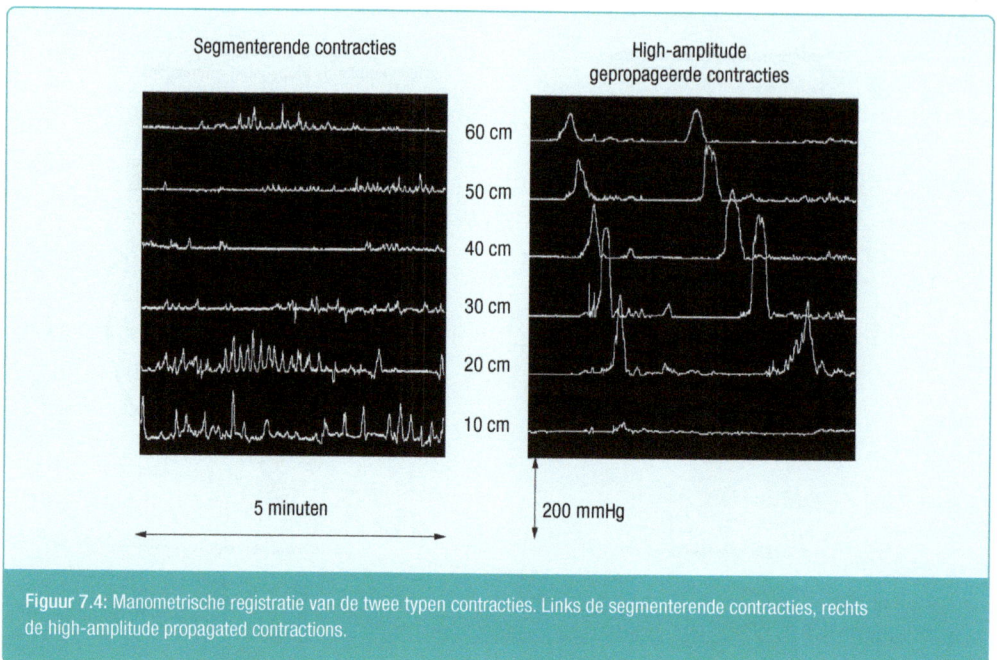

Figuur 7.4: Manometrische registratie van de twee typen contracties. Links de segmenterende contracties, rechts de high-amplitude propagated contractions.

7.3.2 Massacontractie

Een massacontractie (HAPC) wordt gekenmerkt door een krachtige, langdurige samentrekking van de circulaire spieren in een deel van het colon en door voortplanting van deze contractie in de richting van anus. Wanneer massacontracties met behulp van manometrie worden bestudeerd, blijkt dat de druk in het darmlumen tot enkele honderden mmHg kan oplopen. De voortplantingssnelheid is ongeveer 1 cm per seconde. Gemiddeld zijn er slechts zes massacontracties per 24 uur. De voorkeursmomenten van optreden zijn 's morgens vroeg na het ontwaken, na het ontbijt en na een grotere maaltijd. Massacontracties stuwen vaak een significante hoeveelheid dikkedarminhoud in de richting van de anus voort. Wanneer daardoor het rectum gevuld raakt met feces, ontstaat een aandranggevoel en kan defecatie volgen.

7.4 POSTPRANDIALE VERSUS INTERDIGESTIEVE ACTIVITEIT

Het interdigestieve migrerende motorisch complex dat zo kenmerkend is voor de motoriek van maag en dunne darm in de nuchtere toestand, ontbreekt in het colon. Toch zijn er wel verschillen tussen interdigestieve en postprandiale activiteit in de dikke darm. Binnen enkele minuten na een maaltijd neemt de motorische activiteit van het colon sterk toe. Deze zogeheten gastrocolische respons duurt 30 tot 60 minuten. Tijdens de gastrocolische respons zijn de haustrerende contracties in frequentie en kracht toegenomen. Daarnaast kan een maaltijd één of meerdere massacontracties uitlokken. De hormonen cholecystokinine en gastrine spelen een rol bij de totstandkoming van de gastrocolische respons, maar een toegenomen aansturing vanuit het autonome zenuwstelsel speelt ook een rol.

7.5 SYMPTOMEN VAN GESTOORDE MOTORIEK EN PERCEPTIE IN HET COLON

Bij stoornissen in de motoriek van het colon kunnen obstipatie, diarree, pijn en opzetting van de buik ontstaan. Bij verstrekte visceroperceptie in het colon is pijn het belangrijkste symptoom, maar ook het gevoel van een opgezette buik kan optreden.

7.5.1 Obstipatie

Obstipatie is een lastig te definiëren complex van symptomen. In het verleden werd door artsen vooral waarde gehecht aan een te lage defecatiefrequentie (minder dan driemaal per week). Het blijkt echter dat er veel patiënten zijn die zich zelf geobstipeerd vinden terwijl de defecatiefrequentie driemaal per week of vaker is. Ook is wel voorgesteld om het fecesgewicht als objectief criterium voor obstipatie aan te houden, waarbij vaak een grenswaarde van minder dan 100 gram per dag wordt gehanteerd. Dit criterium is in de praktijk moeilijk te hanteren. Veel patiënten met obstipatie klagen niet zozeer over een te lage ontlastingsfrequentie of een te laag fecesgewicht, maar over te harde feces, het gevoel van onvolledige lediging tijdens de evacuatie of te hard moeten persen op de ontlasting (tabel 7.1). In de recente Rome III-classificatie worden al deze symptomen meegewogen in de criteria voor functionele obstipatie.

Tabel 7.1 Anamnestische kenmerken van obstipatie.
- te weinig frequente defecatie (< 3 per week)
- noodzaak tot persen op de ontlasting
- harde ontlasting
- gevoel van onvolledige defecatie
- gevoel van anorectale obstructie/blokkade
- noodzaak tot manuele hulp bij defecatie

7.5.2 Diarree

Het is ook moeilijk gebleken een definitie van diarree te geven. Behalve een toegenomen frequentie van de ontlasting en een te hoog dagelijks fecesgewicht (meer dan 200 gram per dag) wordt ook de Bristol-ontlastingsscore gebruikt. In deze score wordt de consistentie en vorm van de ontlasting ingedeeld in zeven typen (figuur 7.5).

Terwijl obstipatie vaak primair op een gestoorde motorische functie van het colon berust, is bij diarree de oorzaak vaak gelegen in verminderde terugresorptie van water door de mucosa. Dit kan door veel uiteenlopende aandoeningen worden veroorzaakt, zoals darminfecties en inflammatoire darmziekten (ziekte van Crohn, colitis ulcerosa). Diarree kan ook voorkomen bij malabsorptie ter hoogte van de dunne darm, zoals bij coeliakie voorkomt. Bij acute en chronische diarree moeten motoriekstoornissen van de dikke darm dan ook pas in de laatste plaats als oorzaak worden overwogen, nadat allerlei andere aandoeningen zijn uitgesloten (tabel 7.2).

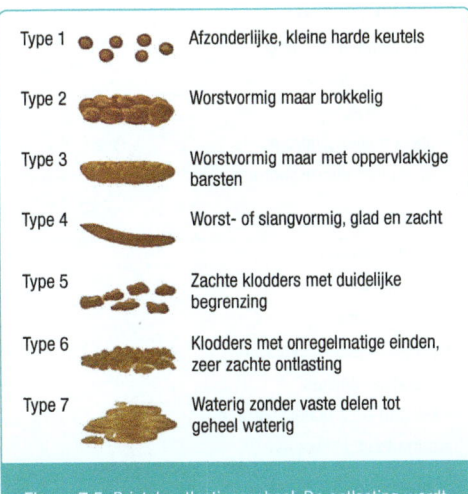

Figuur 7.5: Bristol-ontlastingsschaal. De ontlasting wordt in zeven typen onderverdeeld, afhankelijk van de consistentie en de vorm.

Tabel 7.2 Oorzaken van diarree.

osmotische diarree
- koolhydraatmalabsorptie
  - lactasedeficiëntie
  - overmatige consumptie van slecht geabsorbeerde carbohydraten: fructose, sorbitol
- plantaardige vezels
- osmotische laxantia
  - lactulose
  - polyethyleenglycol
  - magnesiumoxide
  - natriumcitraat, natriumfosfaat, natriumsulfaat
- vetmaldigestie en vetmalabsorptie
- andere malabsorptiesyndromen
- bacteriële overgroei

secretoire diarree
- infecties
  - bacterieel
  - parasitair
  - viraal
- neuro-endocrine tumoren
  - carcinoïd
  - medullair schildkliercarcinoom
  - VIPoma
- diffuse aantasting van de darm
  - ziekte van Crohn
  - collageneuze colitis
  - colitis ulcerosa
  - coeliakie
- short bowel syndrom
- prikkelbaredarmsyndroom

diarree door motiliteitsafwijkingen
- hyperthyreoïdie
- carcinoïd
- na vagotomie
- prikkelbaredarmsyndroom
- diabetes mellitus
- pseudo-obstructiesyndromen
- stimulerende laxantia

7.5.3 Opgezette buik

In de praktijk van huisarts, internist en maag-darm-leverarts worden klachten over een opgezette buik vaak gehoord. Hoewel een aantal andere aandoeningen, zoals ascites, hepatosplenomegalie en grote tumoren in het abdomen opzetting van de buik kunnen veroorzaken, berust de opzetting van de buik in de praktijk vaak op ophoping van gas, vloeistoffen en feces in het maag-darmkanaal, in het bijzonder in het colon. Een dergelijke ophoping van vloeibaar, gasvormig en vast materiaal in de dikke darm kan zich in versterkte mate voordoen wanneer de motoriek minder effectief is en de passage door het colon vertraagd is.

7.5.4 Buikpijn

Buikpijn kan het gevolg zijn van een bewegingsstoornis van de dikke darm. Zowel te sterke bewegingen (spasmen) als ophoping van feces of gas in een te weinig motorisch actief colon kunnen buikpijn veroorzaken. Uit onderzoek is gebleken dat de lokalisatie van in het colon gegenereerde pijn weinig nauwkeurig is. Bij oprekking van een ballon in het colon ascendens kan bijvoorbeeld de pijn links in de onderbuik worden gevoeld (figuur 7.6).

Sommige patiënten met obstipatie hebben pijn in de bovenbuik als belangrijkste symptoom. Niet zelden wordt dan in eerste instantie aan maagafwijkingen gedacht als oorzaak van de symptomen. Behandeling van de obstipatie doet in dit soort gevallen de bovenbuikpijn afnemen. Zelfs toename van de bovenbuikpijn na een maaltijd kan duiden op het colon als plaats waar de pijn ontstaat. Aangenomen wordt dat de gastrocolische respons hierbij betrokken is.

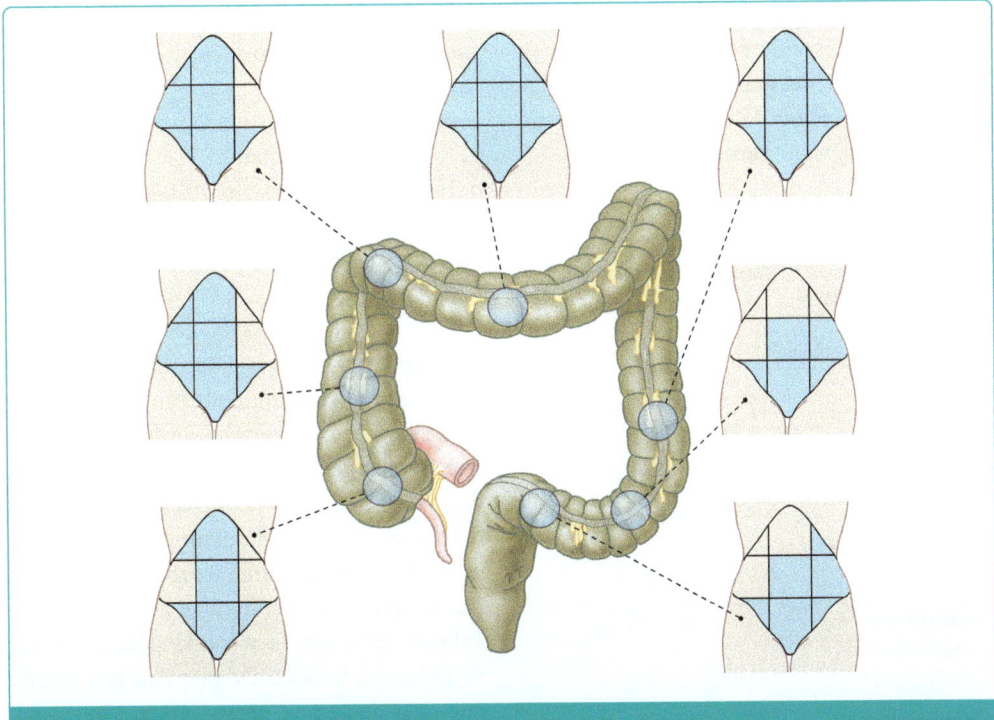

Figuur 7.6: Resultaat van een onderzoek waarin een ballon werd opgeblazen in verschillende delen van het colon. Opvallend is dat de plaats waar de pijn gevoeld wordt, slechts in beperkte mate overeenkomt met de locatie in het colon.

7.6 OORZAKEN VAN OBSTIPATIE

Obstipatie kan uiteenlopende oorzaken hebben (tabel 7.3).
Ten eerste kan obstipatie het gevolg zijn van verkeerde leef- en eetgewoonten. Een sterk vezelarm dieet en geringe mobiliteit werken obstipatie in de hand. Door onvoldoende toe te geven aan aandranggevoelens kan de ontlasting zo lang in de dikke darm blijven dat deze meer dan gebruikelijk indikt, waardoor lediging van het rectum bemoeilijkt wordt. Alle organische ziekten die een anatomische of functionele vernauwing in het colon teweegbrengen, kunnen tot obstipatie leiden (tabel 7.4). Voorbeelden hiervan zijn coloncarcinoom, gecompliceerde divertikelziekte en stenoserende M. Crohn.
Daarnaast kunnen aandoeningen waarbij de innervatie van het colon beschadigd wordt tot obstipatie leiden. Dit ziet men bijvoorbeeld bij diabetes mellitus (met autonome neuropathie),

Tabel 7.3 Oorzaken van obstipatie.
- leef- en eetgewoonten
- organische ziekten
- geneesmiddelen
- functiestoornissen
  - prikkelbaredarmsyndroom
  - functionele obstipatie
  - bekkenbodemdissynergie (anisme)

sclerodermie, multipele sclerose en na een dwarslaesie. Een andere belangrijke oorzaak van obstipatie is het gebruik van geneesmiddelen. De geneesmiddelen die tot obstipatie kunnen leiden, staan vermeld in tabel 7.5.

In veel gevallen is obstipatie echter het gevolg van een functiestoornis. De drie belangrijkste hiervan zijn:
1. prikkelbaredarmsyndroom;
2. functionele obstipatie;
3. bekkenbodemdissynergie (anisme).

De laatstgenoemde afwijking zal in hoofdstuk 8 worden besproken.

7.6.1 Prikkelbaredarmsyndroom

Het prikkelbaredarmsyndroom (PDS) is een van de meest voorkomende syndromen in de praktijk van de maag-darm-leverarts. Het syndroom gaat gepaard met buikpijn, obstipatie, diarree of een afwisseling van obstipatie en diarree en andere aandoeningen moeten als oorzaak van de klachten worden uitgesloten. De buikpijn kan overal in het abdomen gelokaliseerd zijn, maar een voorkeurslokalisatie is de linker onderbuik. De pijn kan ook van de ene naar de andere plaats verschuiven. Vaak vermindert de buikpijn na defecatie. Ook een verband tussen een toename van de klachten en een verandering in het ontlastingspatroon wordt vaak gerapporteerd. In de Rome III-criteria voor PDS worden deze drie kenmerken dan ook als positieve kenmerken beschreven.

Tabel 7.4 Organische aandoeningen die tot obstipatie klachten kunnen leiden.

mechanische obstructie
- carcinoom
- strictuur
- enterokèle

stofwisselingsziekten
- hypothyreoïdie
- diabetes mellitus

myopathie
- amyloïdose
- sclerodermie

gestoorde innervatie
- M. Hirschsprung
- ruggemergletsel
- M. Parkinson
- multipele sclerose

overige aandoeningen
- depressie

Tabel 7.5 Medicamenteuze oorzaken van obstipatie.

opiaten	morfine
anticholinergica	butylscopolamine
tricyclische antidepressiva	amitriptyline/nortriptyline
calciumkanaalblokkers	nifedipine
antiparkinsonmiddelen	amantadine
sympathicomimetica	efedrine/terbutaline
antipsychotica	chloorpromazine
diuretica	furosemide
antihistaminica	dexchloorfeniramine
ijzerpreparaten	ferrofumaraat
antacida, vooral calciumhoudende	Rennie® calciumsupplementen
antidiarreemiddelen	loperamide

Daarnaast zijn er symptomen die de diagnose PDS steunen, zoals een abnormaal hoge of lage ontlastingsfrequentie, een te harde of te zachte ontlasting, defecatiestoornissen, verlies van slijm met de ontlasting en een opgeblazen gevoel in de buik. De Rome III-criteria voor PDS zijn samengevat in tabel 7.6.

PDS kan op elke leeftijd voorkomen. De prevalentie is echter het hoogst op de jongvolwassen leeftijd (figuur 7.7). De aandoening komt ongeveer anderhalf maal vaker voor bij vrouwen dan bij mannen. Op grond van de overheersende consistentie van de geproduceerde ontlasting wordt PDS onderverdeeld in vier subtypen (tabel 7.7) (figuur 7.8).

Bij PDS-patiënten met obstipatie werd in een aantal onderzoekingen een te groot aantal haustrerende contracties van de dikke darm gevonden. Ook op röntgenfoto's en bij endoscopisch onderzoek kan een hyperhaustratie van het sigmoïd opvallend zijn. Deze be-

---

Tabel 7.6 Rome III-criteria voor PDS.

Recidiverende buikpijn met twee of drie van de volgende kenmerken:
1. vermindering van de pijn na defecatie;
2. begin van de pijn geassocieerd met verandering in de ontlastingsfrequentie;
3. begin van de pijn geassocieerd met verandering van de vorm van de ontlasting.

Het begin van de symptomen moet ten minste zes maanden voor het stellen van de diagnose liggen.

De volgende symptomen steunen cumulatief de diagnose PDS:
1. Abnormale ontlastingsfrequentie (> 3 per dag en < 3 per week).
2. Abnormale ontlastingsconsistentie (keutelig, hard of ongebonden, waterig).
3. Abnormale defecatie (persen, extreme aandranggevoelens of gevoel van onvolledige ontlediging).
4. Slijmverlies met de ontlasting.
5. Opgeblazen gevoel of opzetting van de buik.

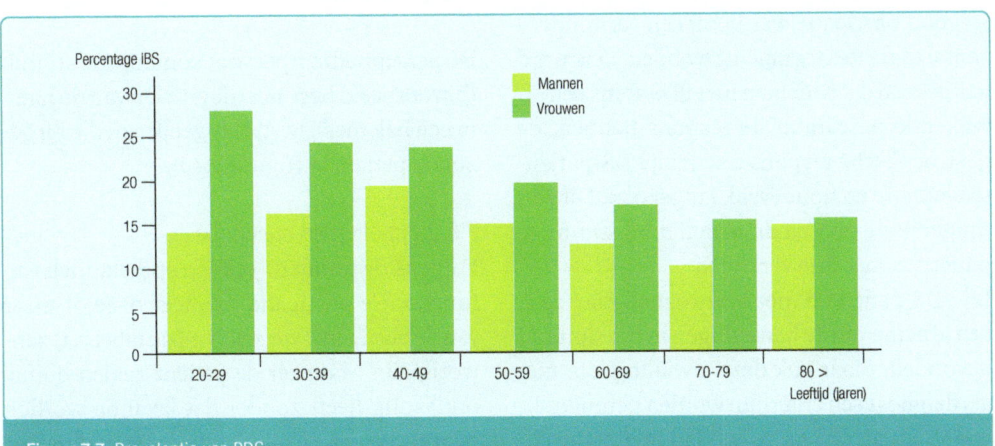

Figuur 7.7: Prevalentie van PDS.

Tabel 7.7 PDS-subtypen.

PDS obstipatietype
> 25 % harde of keutelige ontlasting (Bristol 6 of 7)
< 25% brijige of waterige ontlasting (Bristol 1 of 2)

PDS diarreetype
> 25% brijige of waterige ontlasting (Bristol 1 of 2)
< 25% harde of keutelige ontlasting (Bristol 6 of 7)

PDS gemengde type
> 25% brijige of waterige ontlasting (Bristol 1 of 2)
> 25% harde of keutelige ontlasting (Bristol 6 of 7)

PDS niet-gespecifeerde type
< 25% harde of keutelige ontlasting (Bristol 6 of 7)
< 25% brijige of waterige ontlasting (Bristol 1 of 2)

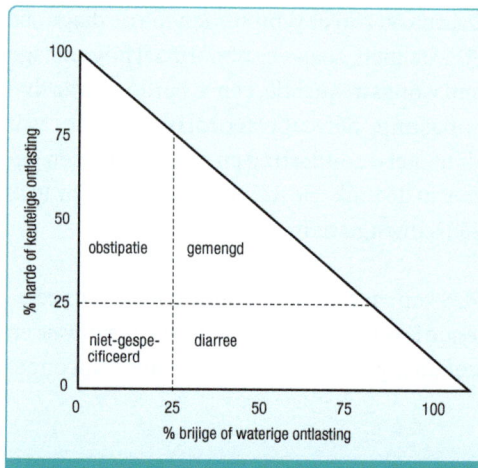

Figuur 7.8: Indeling van PDS-patiënten in PDS met obstipatie, met diarree, PDS van het gemengde type en PDS van het niet-gespecificeerde type op grond van de consistentie van de ontlasting.

vinding is echter niet diagnostisch voor het PDS: er is een grote overlap met normalen. De waargenomen hypermotoriek van het sigmoïd bij obstipatie lijkt paradoxaal bij patiënten met klachten van obstipatie. De paradox valt echter te begrijpen wanneer men bedenkt dat de bewegingen vooral haustrerend en niet propulsief zijn. Bij patiënten met een PDS met overwegend obstipatie werd ook een verminderd aantal massabewegingen gevonden. Ook werd vastgesteld dat patiënten met PDS soms een afwijkende postprandiale respons hebben, de gastrocolische respons treedt bij PDS-patiënten later op en houdt vaak langer aan. Dit zou mogelijk de pijn na de maaltijd bij sommige patiënten met PDS verklaren.

Bij PDS-patiënten met overwegend diarree is een afname van de bewegingen in het sigmoïd gevonden. Maar ook deze afwijking kan niet als diagnostisch criterium worden gebruikt. Er is ook hierin een grote overlap met controlepersonen.

Zowel bij PDS met overwegend obstipatie als bij PDS met overwegend diarree is overgevoeligheid van het colon een belangrijke factor bij het tot stand komen van de klachten. Onderzoeken hebben aangetoond dat de perceptiedrempel voor viscerale stimuli (bijvoorbeeld opblazen van een ballon in het colon) verlaagd is (figuur 7.9).

De perceptiedrempel voor somatische stimuli (bijvoorbeeld het onderdompelen van de hand in een bak met ijswater) is gelijk aan die bij gezonde personen (figuur 7.10).

7.6.2 Functionele obstipatie

Volgens de Rome III-criteria spreekt men van functionele obstipatie wanneer twee of meer van de obstipatiesymptomen (zie tabel 7.1) aanwezig zijn, wanneer de patiënt zelden dunne ontlasting heeft zonder dat laxantia worden gebruikt en er onvoldoende criteria zijn voor een prikkelbaredarmsyndroom (tabel 7.8).

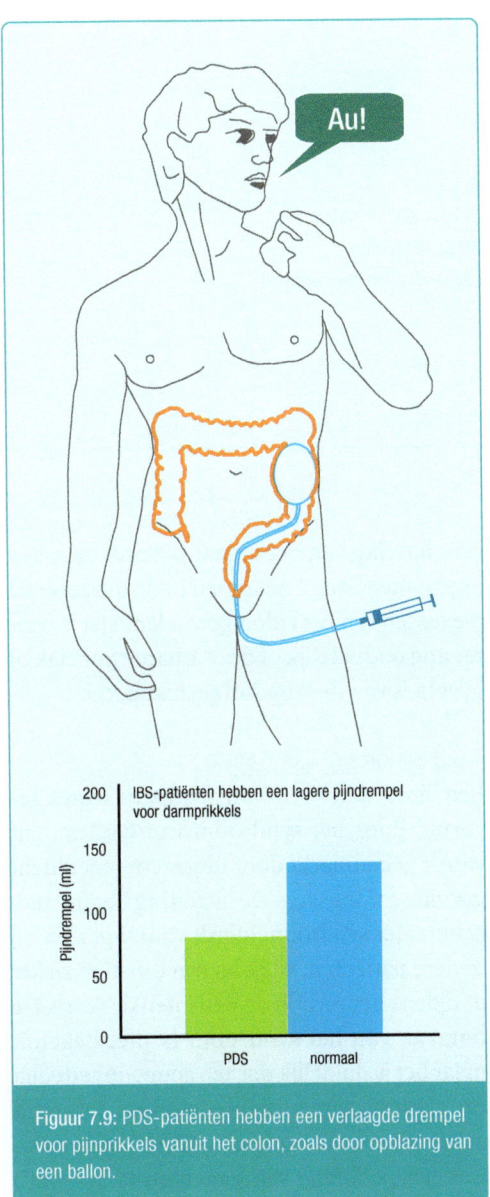

Figuur 7.9: PDS-patiënten hebben een verlaagde drempel voor pijnprikkels vanuit het colon, zoals door opblazing van een ballon.

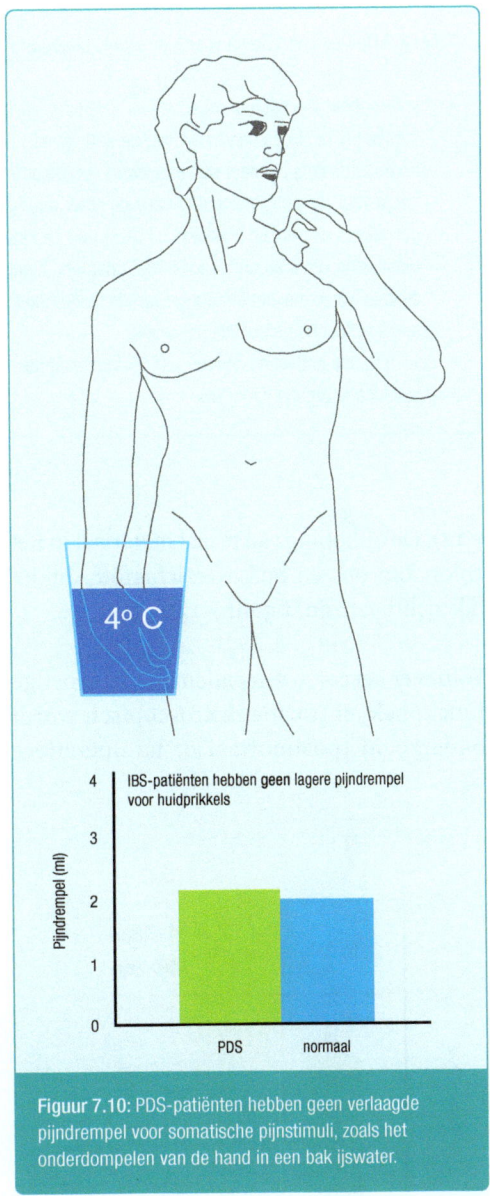

Figuur 7.10: PDS-patiënten hebben geen verlaagde pijndrempel voor somatische pijnstimuli, zoals het onderdompelen van de hand in een bak ijswater.

Er zijn aanwijzingen dat veel patiënten met functionele obstipatie een verminderde motoriek van de dikke darm hebben. Zowel het aantal haustrerende contracties als het aantal massacontracties is bij hen verminderd (figuur 7.11). Men spreekt dan ook wel van een 'lui colon' (inertia coli). Niet zelden wordt bij röntgenonderzoek van een patiënt met ernstige obstipatie een te lang en vaak ook te wijd colon gezien met weinig haustraties (figuur

Tabel 7.8 De Rome III-criteria voor functionele obstipatie

- Aanwezigheid van twee of meer van de volgende symptomen:
  - persen bij meer dan een kwart van de defecaties
  - harde ontlasting bij meer dan een kwart van de defecaties
  - het gevoel van onvolledige defecatie bij meer dan een kwart van de defecaties
  - gevoel van anorectale blokkade bij meer dan een kwart van de defecaties
  - toepassing van manuele hulp bij meer dan een kwart van de defecaties (bijvoorbeeld digitale evacuatie, ondersteunen van de bekkenbodem)
  - minder dan drie defecaties per week
- Zelden dunne ontlasting zonder gebruik van laxantia.
- Onvoldoende criteria voor PDS

7.12). De ophoping van fecaal materiaal in het colon kan op een buikoverzichtsfoto duidelijk zichtbaar zijn (figuur 7.13).

Wanneer het colon van patiënten met ernstige functionele obstipatie microscopisch wordt onderzocht (postmortaal of na operatieve verwijdering van het orgaan), wordt vaak een afgenomen aantal neuronen in de intramurale plexussen van het colon gevonden. Het is echter nog onduidelijk of deze afname oorzaak of gevolg is van de langdurige obstipatie.

7.6.3 Syndroom van Ogilvie

Een bijzondere vorm van obstipatie wordt gevormd door het syndroom van Ogilvie. Dit wordt gekenmerkt door uitgezette, met lucht gevulde colonlissen. De uitzetting begint vaak acuut. Het syndroom wordt vooral gezien bij oudere patiënten, vaak bij een ernstige ziekte of tijdens het verblijf op een intensive care. De oorzaak van het syndroom is niet bekend, maar het is duidelijk dat een acuut opgetreden verminderde tonus van het colon een rol speelt in het geheel. Wanneer niet wordt ingegrepen, kan een perforatie van het colon ('blow-out') optreden. Coloscopisch kan lucht worden afgezogen. Ook medicamenteuze behandeling is mogelijk. Intraveneuze toediening van een parasympathicomimeticum, zoals neostigmine, kan een zeer spoedige verbetering teweegbrengen. Wegens het gevaar voor bradycardie moet deze behandeling echter onder ecg-bewaking worden uitgevoerd. Het risico op het optreden van

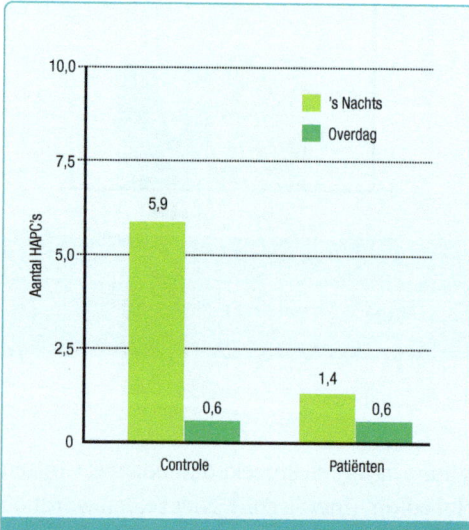

Figuur 7.11: Bij patiënten met obstipatie is het aantal HAPC's afgenomen.

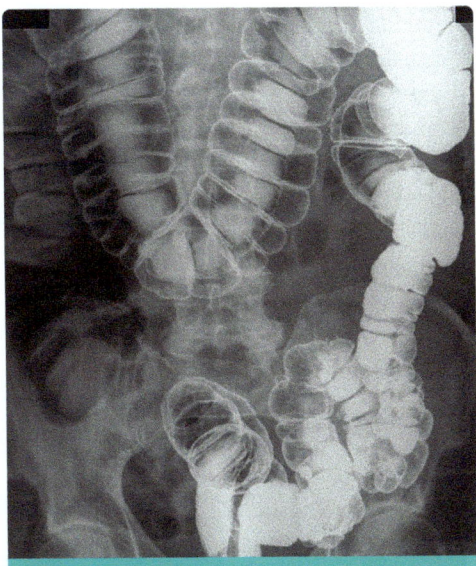

Figuur 7.12: Elongatie van het colon bij een patiënt met obstipatie.

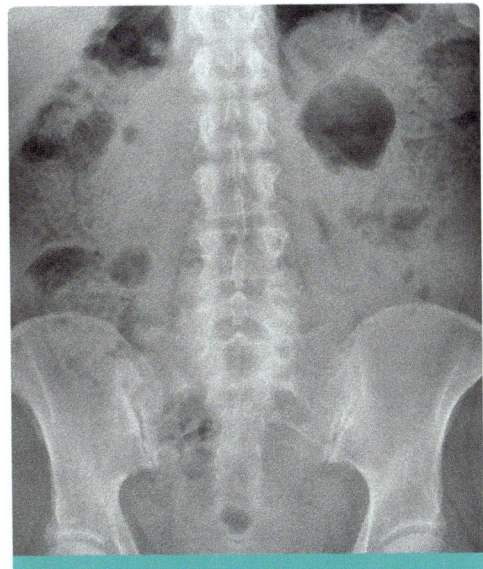

Figuur 7.13: Buikoverzichtsfoto met uitgesproken fecale stase.

een recidief na behandeling is aanwezig. Bij recidiveren valt continu gebruik van een orale cholinesteraseremmer, zoals pyridostigmine (Mestinon®), te overwegen. In zeldzame gevallen zal tot colectomie moeten worden overgegaan.

7.7 BEHANDELING VAN PRIKKELBAREDARMSYNDROOM EN FUNCTIONELE OBSTIPATIE

7.7.1 Behandeling van het prikkelbaredarmsyndroom

Bij behandeling van het PDS is uitleg over de stoornis en geruststelling van het allergrootste belang. Veel patiënten kunnen beter met hun klachten omgaan als zij weten waardoor deze veroorzaakt worden. De klachten kunnen door geruststelling en uitleg ook verminderen of zelfs verdwijnen. Bij het geven van de uitleg over de oorzaak van de klachten kan men gebruik maken van gegevens uit wetenschappelijk onderzoek. Zaken als hyperperceptie van viscerale stimuli, stoornissen in de motoriek en eventueel veranderingen in de bacteriële flora kunnen worden besproken. Het is onvoldoende om alleen mee te delen dat geen organische oorzaak voor de klachten werd gevonden.

De inzichten over het adviseren van een vezelrijk dieet bij PDS zijn de laatste jaren enigszins gewijzigd. Lange tijd hebben medici hun PDS-patiënten met kracht geadviseerd vooral een zo vezelrijk mogelijk dieet te volgen. Inmiddels is duidelijk dat niet-oplosbare grove voedingsvezels vooral pijnklachten bij PDS kunnen doen toenemen. Bulkvormers zoals psylliumzaad (Metamucil®, Volcolon®) of sterculiagom (Normacol®) lijken de pijn niet te doen toenemen en hebben daarom de voorkeur. Ook bij PDS-patiënten met overwegend diarree kunnen deze bulkvormers een gunstig effect hebben. Zij verminderen de fluctuaties in de consistentie van de feces (van te harde tot te dunne ontlasting).

Bij PDS-patiënten met overwegend obstipatie kunnen naast psylliumvezels ook andere laxantia worden gebruikt. Deze worden in paragraaf 7.7.2 besproken. Wanneer bij PDS-patiënten met overwegend diarree bulkvormers onvoldoende helpen, kan zo nodig ook van loperamide gebruik worden gemaakt.

Wanneer het vermoeden bestaat dat spasmen van de dikke darm een rol spelen, kan een geneesmiddel worden gebruikt dat spasmen van de dikke darm vermindert, zoals mebeverine of otiloniumbromide (in Nederland niet in de handel). Deze stoffen hebben een direct remmend effect op de gladde spiercellen.

Voor de behandeling van de pijn bij PDS kan paracetamol worden gebruikt, hoewel het effect vaak tegenvalt. Met NSAID's (bijvoorbeeld ibuprofen of diclofenac) en met opiaten moet gezien de bijwerkingen voorzichtig worden omgegaan.

Wanneer de pijn bij patiënten met PDS ondanks de hierboven beschreven maatregelen onacceptabel blijft, wordt soms gekozen voor een tricyclisch antidepressivum. Het middel met de meeste documentatie bij PDS is amitriptyline. Diverse onderzoeken hebben laten zien dat met behulp van amitriptyline een verhoging van de viscerale prikkeldrempel kan worden bereikt. Meestal volstaat een eenmalige dosis van 10 tot 25 mg per dag. Belangrijk is dat deze dosis voor het slapengaan wordt ingenomen, omdat amitriptyline tot sufheid kan leiden. Belangrijk is ook dat aan de patiënt goed wordt uitgelegd dat het niet gaat om de behandeling van een depressie, maar om een behandeling van de viscerale hyperperceptie. Ten slotte moeten patiënt en arts zich ervan bewust zijn dat het effect enkele weken op zich kan laten wachten. In het algemeen wordt aangehouden dat pas na zes weken behandeling conclusies over het effect kunnen worden getrokken.

Wanneer een tricyclisch antidepressivum niet wordt verdragen of onvoldoende werkt, kan ook een selectieve serotonineheropnameremmer (SSRI) worden beproefd.

Er zijn op dit moment nog onvoldoende gegevens over de resultaten van behandeling met een probioticum om goed gefundeerde conclusies te kunnen trekken. Daarentegen zijn er wel voldoende wetenschappelijke gegevens die het positieve effect van hypnotherapie bij PDS hebben laten zien.

7.7.2 Behandeling van functionele obstipatie

Bij de behandeling van functionele obstipatie is het primair van belang te evalueren of obstipatiebevorderende factoren aanwezig zijn. Hierbij moet vooral gedacht worden aan het gebruik van obstipatiebevorderende geneesmiddelen, aan te geringe mobiliteit en aan een te vezelarme voeding. Wanneer deze factoren zijn weggenomen en de obstipatie blijft bestaan, is de volgende stap in de behandeling het voorschrijven van osmotische laxantia en/of bulkvormers.

Van de osmotische laxantia is tegenwoordig vooral polyethyleenglycol (macrogol) populair. Er zijn diverse macrogolbevattende preparaten (alle in vloeibare vorm) verkrijgbaar. Daarnaast kan magnesiumoxide of magnesiumhydroxide als osmotisch werkend laxans worden gebruikt. Deze middelen hebben nagenoeg geen bijwerkingen, maar bij patiënten met een ernstig gestoorde nierfunctie kan magnesiumoxide tot hypermagnesiëmie leiden. Ook lactulose kan als osmotisch werkzaam laxans worden ingezet. Ook dit middel is veilig, maar het leidt tot meer gasvorming dan de eerder genoemde groepen van osmotische laxantia.

Het colon

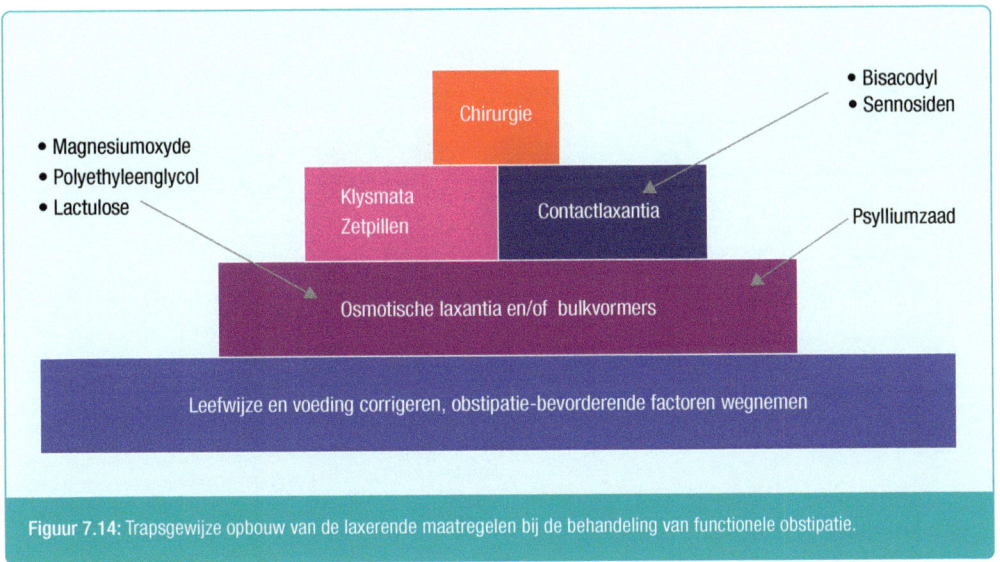

Figuur 7.14: Trapsgewijze opbouw van de laxerende maatregelen bij de behandeling van functionele obstipatie.

Wanneer de hierboven beschreven maatregelen onvoldoende effect hebben, kunnen klysmata of zogenoemde contactlaxantia worden ingezet. Tot de laatste groep behoren bisacodyl en sennapreparaten (figuur 7.14).

Theoretisch is het gebruik van een geneesmiddel dat de motoriek van de dikke darm stimuleert een aantrekkelijke optie bij patiënten met moeilijk te behandelen functionele obstipatie. Tot dusver waren deze middelen echter niet beschikbaar. Het lijkt erop dat de serotonine-4-receptoragonist prucalopride in de toekomst als geneesmiddel tegen obstipatie ter beschikking zal komen.

Slechts bij hoge uitzondering wordt chirurgische behandeling toegepast voor obstipatie.

De ervaring heeft geleerd dat verwijdering van delen van het colon geen of een te kortdurend effect heeft. Wanneer tot chirurgische behandeling wordt overgegaan, moet een subtotale of totale colectomie worden verricht. Hierna kan de continuïteit worden hersteld door middel van een ileorectale anastomose, of kan voor een blijvend eindstandig ileostoma worden gekozen.

8 ANORECTUM

8.1 INLEIDING

Het laatste deel van het maag-darmkanaal, het rectum en de anus, verzorgt, samen met de bekkenbodem, een aantal gespecialiseerde functies. Het bijzondere hierbij is dat gladde en dwarsgestreepte spieren met elkaar moeten samenwerken om een optimaal functioneel resultaat te krijgen. Het belangrijkste doel van de motorische en sensorische activiteiten in het gebied van het anorectum en de bekkenbodem is de geproduceerde feces binnen te houden totdat het moment van defecatie is aangebroken en vervolgens te zorgen voor een vlotte uitdrijving van de fecale massa. Het vermogen om de rectuminhoud vast te houden, heet 'continentie voor ontlasting' of 'fecale continentie'. Behalve vaste of vloeibare ontlasting moet ook gasvormige rectuminhoud (flatus) tegengehouden worden tot een geschikt moment voor lozing is aangebroken. Dit wordt 'continentie voor flatus' genoemd.

8.2 ANATOMIE

Het rectum is het 10 tot 15 cm lange meest distale gedeelte van het colon. Dit is een extraperitoneaal gelegen deel van het maag-darmkanaal. Proximaal van het rectum ligt het intraperitoneaal gelegen colon sigmoïdeum. De lengtespieren van het rectum zijn continu met de lengtespieren van het colon. De drie longitudinaal verlopende taeniae waaieren aan het distale eind van het sigmoïd uit tot een aaneengesloten longitudinale spierlaag. De interne anale sfincter (IAS) is continu met de circulaire spieren van het rectum. De interne anale sfincter is 2 tot 3 cm lang.

Rondom de IAS en gedeeltelijk meer distaal hiervan ligt de externe anale sfincter (EAS). Dit is een dwarsgestreepte kringspier die onder invloed van de wil staat.

De EAS is 3 tot 4 cm lang. Deze sfincter werkt nauw samen met de bekkenbodem, een spierplaat bestaande uit een aantal dwarsgestreepte spieren. In het gebied rondom de anus gaat het hierbij vooral om de musculus puborectalis en de musculus levator ani. De musculus puborectalis ligt U-vormig om het rectum heen en is aan beide voorste uiteinden aangehecht aan

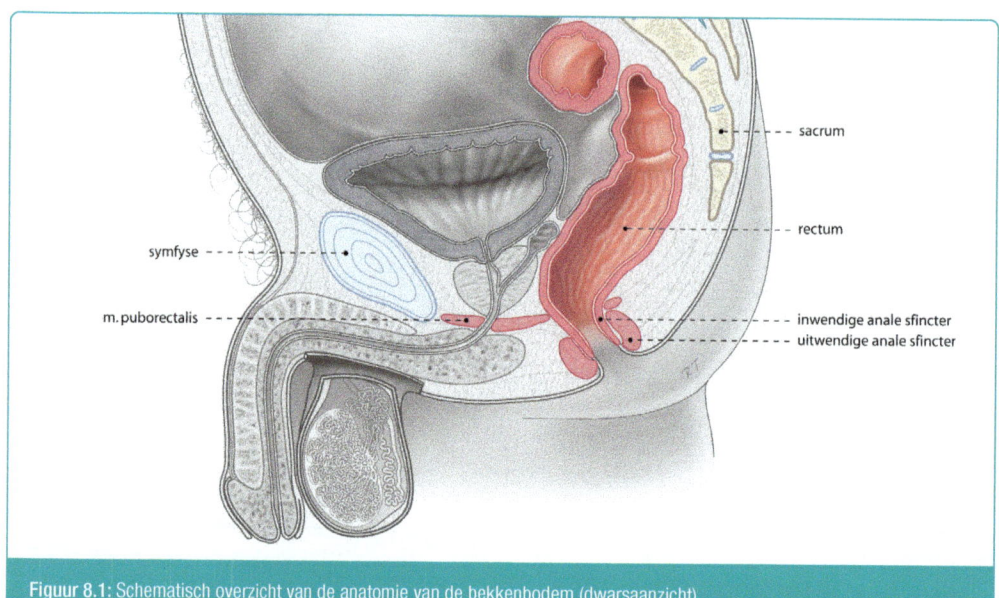

Figuur 8.1: Schematisch overzicht van de anatomie van de bekkenbodem (dwarsaanzicht).

het os pubis. Door de tonus van de musculus puborectalis wordt het rectum naar voren getrokken en wordt een scherpe hoek tussen het anale en rectale kanaal gecreëerd (figuur 8.1).

De tonus van de musculus levator ani houdt de bekkenbodem en de anus omhoog. Tijdens defecatie verslapt zowel de musculus levator ani als de musculus puborectalis, met het neerdalen (descensus) van de bekkenbodem en verstrijken van de rectoanale hoek tot gevolg. De zenuwvoorziening van de anus en het rectum is complex. In het rectum vindt men, zoals elders in het maag-darmkanaal, een myenterische en submucosale plexus. De IAS wordt aangestuurd door het extrinsieke autonome zenuwstelsel (sympathicus en parasympathicus). De sympathische vezels komen vanuit het L5-segment van het ruggenmerg en bereiken de IAS via de plexus hypogastricus en plexus pelvicus. De parasympathische vezels verlaten het ruggenmerg in de segmenten S2 tot S4

en zij bereiken de anus via de plexus pelvicus. De innervatie van de EAS verloopt via de nervus pudendus die uit het sacrale ruggenmerg komt. Ook spieren van de bekkenbodem ontvangen neuronale sturing via deze zenuw (figuur 8.2). Naast deze efferente, motorieksturende innervatie is er in het rectoanale gebied ook een belangrijke afferente informatie. Deze heeft als functie informatie vanuit zintuigcellen in de wand van het rectum en anus over te brengen naar het enterisch zenuwstelsel, maar ook naar de hersenen. Dit sensibele systeem maakt het mogelijk aandrang tot defecatie te voelen en door de combinatie van sensibele informatie vanuit het anale kanaal en het rectum is het zelfs mogelijk waar te nemen of de inhoud van het rectum vast, vloeibaar of gasvormig is.

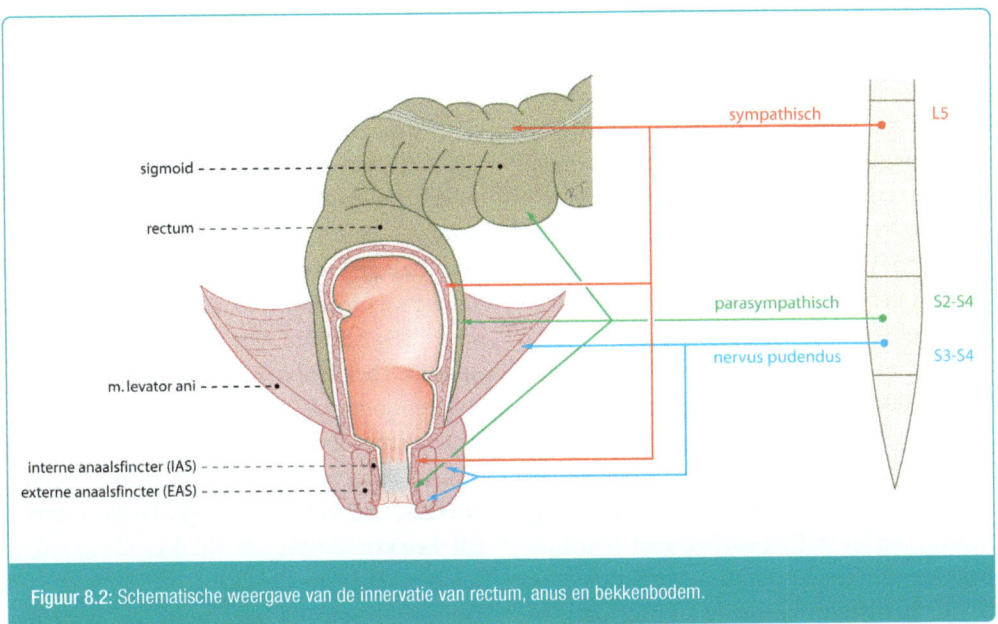

Figuur 8.2: Schematische weergave van de innervatie van rectum, anus en bekkenbodem.

8.3 ANORECTALE OBSTIPATIE

Zoals in hoofdstuk 7 werd beschreven, berust obstipatie vaak op een functiestoornis van het colon. Bij een deel van de geobstipeerde patiënten echter, is een functiestoornis of een anatomische afwijking in het anorectale gebied de oorzaak van de obstipatie.

8.3.1 Hoe herkent men obstipatie veroorzaakt door een anorectale afwijking?

De anamnese kan belangrijke aanwijzingen verschaffen die kunnen helpen bij het differentiëren tussen obstipatie veroorzaakt door een colonfunctiestoornis en obstipatie veroorzaakt door een afwijking in het rectoanale gebied. Wanneer de patiënt vertelt dat hij of zij weinig frequent aandranggevoelens heeft, maar dat de uiteindelijke uitdrijving van de ontlasting geen probleem vormt, is het weinig waarschijnlijk dat de oorzaak van de obstipatie in het anorectale gebied moet worden gezocht. Maar als een patiënt wel aandrang heeft, maar erg hard moet persen of het gevoel heeft dat hij maar een deel van de ontlasting kan uitdrijven, dan moet men bedacht zijn op een anorectale afwijking. Ook een plotseling begin van obstipatie op jonge leeftijd wijst eerder in de richting van een anorectale stoornis (bekkenbodemdissynergie).

Het kan echter moeilijk zijn het onderscheid tussen de twee vormen van obstipatie op basis van de anamnese te maken. Veel patiënten met obstipatie op basis van een colonfunctiestoornis hebben door sterke indikking van de feces harde ontlasting, waardoor de lozing daarvan ook bij een normale bekkenbodemfunctie moeilijk kan verlopen.

8.3.1.1 Pelletpassagetest

Sommige artsen gebruiken de pelletpassagetest om een onderscheid te maken tussen obstipatie op basis van verminderde colonmotoriek en obstipatie op basis van een probleem in het anorectale gebied. Zij menen dat een ophoping van de pellets in het rectum suggestief is voor een bekkenbodemprobleem en stagnatie van de pellets meer proximaal wijst op een colonfunctiestoornis. Er zijn echter geen wetenschappelijke studies die laten zien dat de pelletpassagetest voor dit doel kan worden gebruikt. Daarentegen is er wel een wetenschappelijk onderzoek gedaan waarin men gezonde proefpersonen de ontlasting liet ophouden, aldus een uitgangsobstructie nabootsend. Bij een deel van de proefpersonen werd stagnatie van de pellets in het rechter deel van de dikke darm waargenomen. Dit suggereert dat de pelletpassage niet betrouwbaar kan differentiëren tussen obstipatie op basis van distale obstructie en obstipatie op basis van vertraagd transport door het colon.

8.3.2 Functionele en anatomische afwijkingen

De passage van feces door het rectum en het anale kanaal kan door verschillende oorzaken belemmerd zijn. Allereerst kan er sprake zijn van gestoorde bewegingen van de anale sfincters of de bekkenbodemspieren. Dit komt voor bij het spastisch bekkenbodemsyndroom (bekkenbodemdissynergie) en bij de ziekte van Hirschsprung. Anderzijds kan er obstructie in het gebied van het anorectum optreden bij anatomische afwijkingen. Voorbeelden hiervan zijn enterokèle en intussusceptie, maar ook bij een rectum- of anuscarcinoom kan een obstructie ter hoogte van de anorectale uitgang ontstaan. Achtereenvolgens zullen nu de functiestoornissen en anatomische afwijkingen van het anorectum worden besproken die tot obstipatie leiden.

8.4 OBSTIPATIE DOOR ANORECTALE FUNCTIESTOORNISSEN

8.4.1 Bekkenbodemdissynergie

Bij patiënten met bekkenbodemdissynergie treedt bij persen geen of onvoldoende verslapping van de EAS en de bekkenbodemspieren op. Vaak ziet men zelfs een paradoxale contractie van deze spieren. Andere benamingen voor dit syndroom zijn dissynerge defecatie, spastisch bekkenbodemsyndroom en anisme. Bekkenbodemdissynergie is een verworven functiestoornis die op iedere leeftijd kan beginnen, maar vaak debuteert in de adolescentie. Niet zelden spelen psychologische factoren een rol. Een van de bekende uitlokkende momenten is seksueel misbruik.

De meest betrouwbare methode voor het aantonen van bekkenbodemdissynergie is defecografie. Bij dit onderzoek wordt röntgenvideografie gebruikt om het defecatieproces te visualiseren. Het rectum wordt gevuld met een bariumpap, de vagina met een contrasthoudende gel of radioopake tampon en de dunne darm wordt röntgenopaak gemaakt met behulp van een oraal ingenomen contrastvloeistof. De patiënt wordt vervolgens op een speciale toiletstoel geplaatst. Na opnamen in rust en tijdens aanspanning van de bekkenbodem wordt de patiënt gevraagd de rectuminhoud te lozen. Bij de analyse van de röntgenbeelden wordt behalve op de volledigheid van de defecatie ook gelet op het verstrijken van rectoanale hoek en op eventuele anatomische afwijkingen (figuur 8.3).

Tegenwoordig wordt ook wel magnetic resonance imaging (MRI) gebruikt om de defecografie mee uit te voeren (figuur 8.4). Het nadeel van MRI-defecografie is dat het onderzoek alleen in liggende houding kan worden verricht.

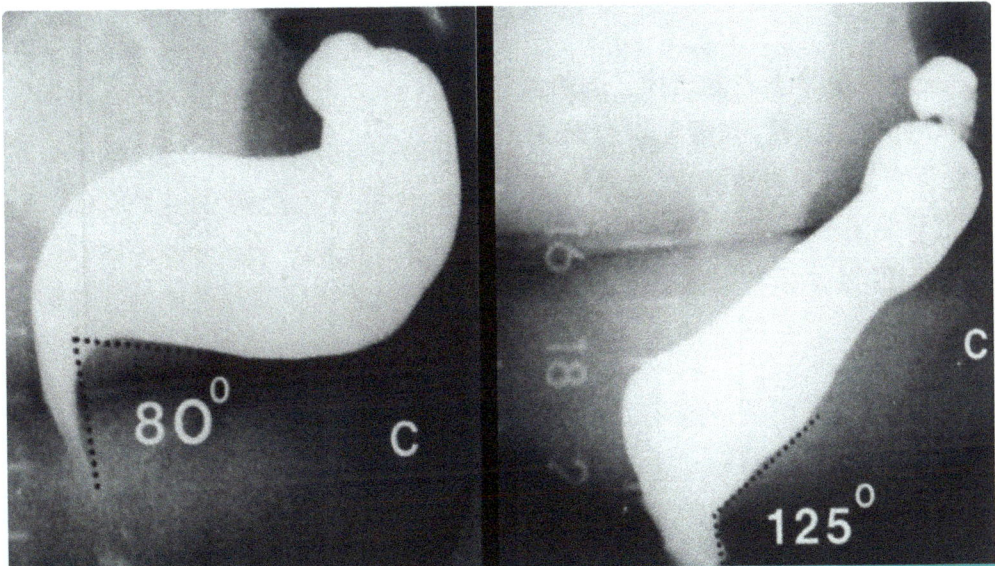

Figuur 8.3: Defecografische opname van een persoon zonder functionele of anatomische obstructie. Links in rust, rechts tijdens defecatie. Tijdens de defecatie wordt de rectoanale hoek, teweeggebracht door de musculus puborectalis, stomper.

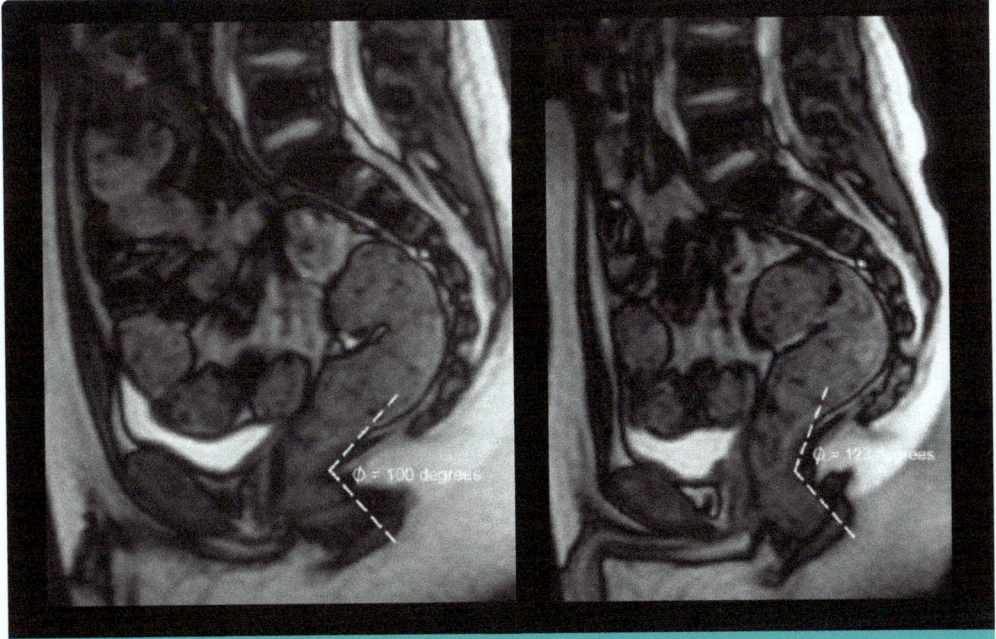

Figuur 8.4: Onderzoek van de defecatie met behulp van magnetic resonance imaging (MRI). Links in rust, rechts tijdens defecatiepoging.

Functiestoornissen van het maag-darmkanaal

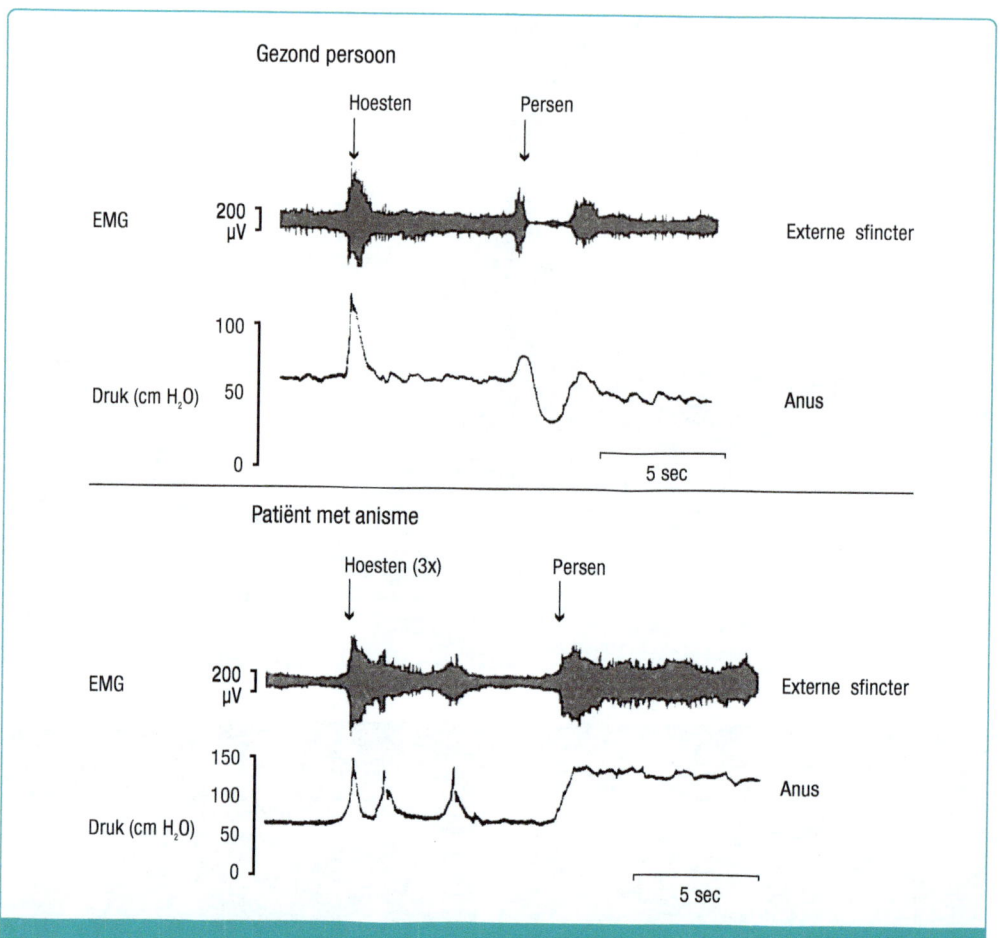

Figuur 8.5: Toename van de elektromyografische activiteit van de externe anale sfincter en toename van de druk in het anaal kanaal tijdens een poging tot defecatie bij een gezond persoon (bovenste paneel) en bij een patiënt met anisme (onderste paneel).

Behalve defecografie worden ook wel de ballonexpulsietest, rectoanale manometrie en/of elektromyografie gebruikt voor het stellen van de diagnose. Bij de ballonexpulsietest wordt aan de patiënt gevraagd een in het rectum ingebrachte ballon uit te drijven.

Bij rectoanale manometrie wordt gelet op de daling van de sfincterdruk tijdens een poging tot defecatie. Eén van de bezwaren die aan manometrie als diagnosticum voor het spastisch bekkenbodemsyndroom kleeft, is het feit dat de bijdragen van de IAS en de EAS aan het druksignaal niet goed onderscheiden kunnen worden.

Bij elektromyografie let men op het verminderen of verdwijnen van de spike activity van de EAS tijdens een defecatiepoging (figuur 8.5).

Elektromyografie wordt betrekkelijk weinig gebruikt vanwege de technische problemen die dit onderzoek met zich meebrengt. Voor zowel de ballonexpulsietest als de manometrie als de

> **Tabel 8.1** Rome III-criteria voor bekkenbodemdissynergie
>
> De patiënt moet voldoen aan de diagnostische criteria voor functionele obstipatie
>
> Gedurende pogingen tot defecatie moet aanwezig zijn:
> - aanwijzingen voor een belemmerde evacuatie (ballonexpulsietest of beeldvorming);
> - onvoldoende relaxatie van de externe anale sfincter (manometrie, beeldvorming of EMG).

elektromyografie (emg) geldt dat zij weinig fysiologisch zijn. De patiënt wordt geacht in zijligging op een bed een defecatie na te bootsen. Om deze reden wordt in de meeste centra de voorkeur gegeven aan defecografie wanneer het gaat om de diagnostiek van spastisch bekkenbodemsyndroom. De Rome III-criteria voor bekkenbodemdissynergie zijn vermeld in tabel 8.1.

Bij de behandeling van bekkenbodemdissynergie speelt biofeedbacktraining de belangrijkste rol. Bij biofeedbacktraining wordt de patiënt aangeleerd de EAS en de bekkenbodem te ontspannen bij pogingen tot defecatie. Hiertoe gebruikt men een manometrisch of emg-signaal van de externe anale sfincter en laat de patiënt dit op een beeldscherm of display zien. De patiënt krijgt instructies om tijdens de defecatiepoging de activiteit van de bekkenbodem te verminderen in plaats van te doen toenemen. De training wordt gegeven door hiertoe speciaal opgeleide bekkenbodemfysiotherapeuten. Wanneer deze behandeling aanslaat, kan het abnormale bekkenbodemgedrag vaak volledig worden afgeleerd. De obstipatie is dan genezen. In het verleden heeft men wel geprobeerd de afwijking te behandelen door insnijding van de musculus puborectalis of de EAS. Deze operaties zijn weinig succesvol gebleken en worden tegenwoordig niet of nauwelijks meer toegepast.

8.4.2 Ziekte van Hirschsprung

De ziekte van Hirschsprung is een aangeboren afwijking waarbij de zenuwcellen in de rectumwand ontbreken. Normaliter migreren de zenuwcellen tijdens de embryonale ontwikkeling vanuit de neurale lijst naar de darmwand. Bij de ziekte van Hirschsprung verloopt deze migratie onvolledig. Het deel van het colon dat geen zenuwcellen bevat, kan iedere lengte hebben. De ernst van de obstipatie bij de ziekte van Hirschsprung hangt af van de uitgebreidheid van deze innervatiestoornis. Het deel van het rectum zonder zenuwcellen werkt als een functionele stenose; door het ontbreken van de zenuwcellen is er een gebrek aan relaxatie.

De meeste patiënten met de ziekte van Hirschsprung hebben als pasgeborene al dusdanig ernstige obstipatie dat de aandoening kort na de geboorte aan het licht komt. Wanneer slechts een kort segment in het rectum ter hoogte van de anorectale overgang aganglionair is, kunnen de klachten minder duidelijk zijn en pas op latere leeftijd optreden.

8.4.2.1 Diagnostiek

Bij de diagnostiek van de ziekte van Hirschsprung speelt rectoanale manometrie een belangrijke rol. Bij patiënten met de ziekte van Hirschsprung ontbreekt namelijk de rectoanale inhibitiereflex. Wanneer bij deze patiënten een ballon in het rectum wordt opgeblazen, ontspant de IAS niet, in tegenstelling tot normale personen waar de IAS reflexmatig ontspant. Een normale reflex sluit dus de ziekte van Hirschsprung uit. Bij afwezigheid van de reflex is aanvullende diagnostiek door middel van histologisch onderzoek aangewezen. In diepe biopten wordt dan gezocht naar het ontbreken van zenuwcellen. Ook kan men slijmvliesbiopten nemen en hier een acetylcholinesterasekleuring op doen. Bij de ziekte van Hirschsprung ziet men, ondanks het ontbreken van ganglia, juist vaak een toegenomen aantal aangekleurde zenuwvezels.

8.4.3 Behandeling

De behandeling van de ziekte van Hirschsprung is chirurgisch. De klassieke abdominoperineale operaties volgens Duhamel of Soave worden meer en meer vervangen door modernere ingrepen (laparoscopisch en transanaal). Over de behandeling van Hirschsprung op de volwassen leeftijd bestaat geen eenstemmigheid.

8.5 OBSTIPATIE DOOR STRUCTURELE AFWIJKINGEN IN HET ANORECTALE GEBIED

Elke verandering in de anatomie van het anorectum die leidt tot een stenose, kan obstipatie veroorzaken. Het rectum kan ernstig vernauwd raken door maligne processen, zoals een carcinoom. Een bespreking van deze processen valt buiten het kader van dit boek. Het kan echter geen kwaad te benadrukken dat bij oudere patiënten met een snel ontstane obstipatie eerst een ruimte-innemend proces moet zijn uitgesloten, voordat aanvullende diagnostiek naar de oorzaak van de obstipatie wordt ingezet.

Behalve tumoren kunnen ook goedaardige anatomische veranderingen in het gebied van het anorectum tot obstipatie leiden. Een van de voorbeelden hiervan is de enterokèle. Dit is een herniatie waarin een dunnedarmlis zo sterk naar caudaal afdaalt dat hij het rectum kan dichtdrukken. Dit gebeurt meestal tijdens drukverhogende momenten, zoals de defecatie. Deze afwijking komt vaker bij vrouwen dan bij mannen voor, en wordt vaker gezien na een hysterectomie. De enterokèle daalt dan in tussen vagina en rectum. Een enterokèle kan worden waargenomen bij defecografie, wanneer tenminste ook de dunne darm met contrast is gevuld (figuur 8.6).

De behandeling van een enterokèle met mechanische obstructie is chirurgisch.

Bij een intussusceptie van het rectum stulpt een deel van de endeldarm in zichzelf (invaginatie).

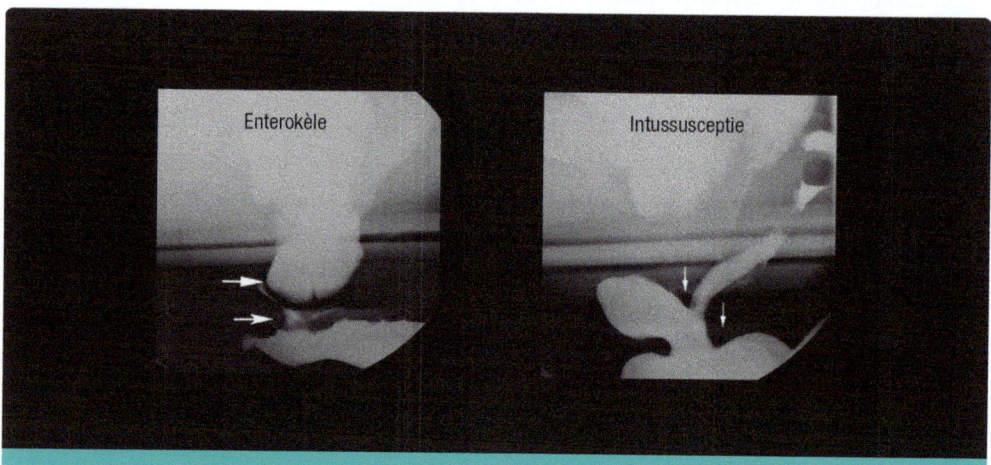

Figuur 8.6: Defecografisch beeld van een enterokèle (links) en een intussusceptie (rechts).

Ook deze afwijking kan tot obstructie van de defecatie leiden. Net als voor de enterokèle geldt ook voor de intussusceptie dat de afwijking vooral bij persen ontstaat en dat defecografie een goede methode is om deze aan te tonen (figuur 8.6).

Wanneer een intussusceptie als oorzaak van obstipatie is bewezen, kan een chirurgische ingreep worden overwogen, eventueel met voorafgaand biofeedbacktraining aangezien dit vaak optreedt in het kader van bekkenbodemdissynergie. Meestal wordt dan gekozen voor een ophanging van het rectum aan het sacrum (rectopexie).

Een rectokèle is een uitstulping van het distale deel van het rectum naar ventraal. Deze afwijking wordt vaker bij vrouwen waargenomen en dan is de uitstulping dus in de richting van de vagina. Kleine rectokèles komen vaak voor en hebben geen pathologische betekenis. Bij patiënten met obstipatie en een grote rectokèle is het meestal onduidelijk of de rectokèle oorzaak of gevolg van de obstipatie is. Sommige patiënten met een rectokèle kunnen beter defeceren wanneer zij met één of meer vingers in de vagina de rectokèle reduceren. De resultaten van chirurgische behandeling van de rectokèle zijn wisselend, en bijbehorende bekkenbodemdissynergie moet ook behandeld worden.

8.6 INCONTINENTIE

Onder fecale incontinentie verstaat men het ontbreken van de controle over het binnen het rectum houden van vloeistof, gas en vaste darminhoud. Bij de mildste vormen van incontinentie heeft de patiënt af en toe licht bevuild ondergoed ('soiling') en incidenteel geen controle over flatus en dunvloeibare feces. Deze milde vormen van incontinentie komen relatief vaak voor, vooral op hogere leeftijd. Bij ernstige incontinentie verliest men ook gevormde ontlasting in grotere hoeveelheden. Hierbij spelen factoren als mobiliteit en nabijheid van een toilet een rol; als een patiënt goed uit de voeten kan of een toilet in de buurt heeft, heeft hij minder vaak problemen met de incontinentie. Patiënten met incontinentie voor feces zullen vertellen dat zij alle openbare toiletten, toiletten in warenhuizen, cafés, restaurants en langs de snelweg kennen.

8.6.1 Onderzoek bij incontinentie

Bij patiënten met incontinentie zal de anamnese aanwijzingen kunnen verschaffen over de oorzaak van het symptoom. Met name vraagt men naar moeizame bevallingen, verwondingen of chirurgische ingrepen in het anale gebied en neurologische aandoeningen. Uitwendige inspectie en het rectale toucher geven een indruk van de symmetrie van de sfincter, de knijpkracht en de aanwezigheid van slijmvliesprolaps. Verschillende aanvullende onderzoeken kunnen bijdragen aan het vaststellen van de oorzaak van incontinentie (figuur 8.7).

De druk in de sfincters kan met behulp van rectoanale manometrie worden onderzocht. Ook kan bij dit onderzoek een indruk worden verkregen van de sensibiliteit van het rectum. De EAS kan worden bestudeerd met elektromyografie (emg). Bij anale endo-echografie kunnen beschadigingen en onderbrekingen van de anale sfincters worden opgespoord (figuur 8.8).

Meting van de nervus pudendus latentietijd is mogelijk door elektrische stimulatie van deze zenuw uit te voeren en de reactie van de EAS door middel van elektromyografie te registreren. Dit onderzoek vindt slechts in enkele gespecialiseerde instituten plaats.

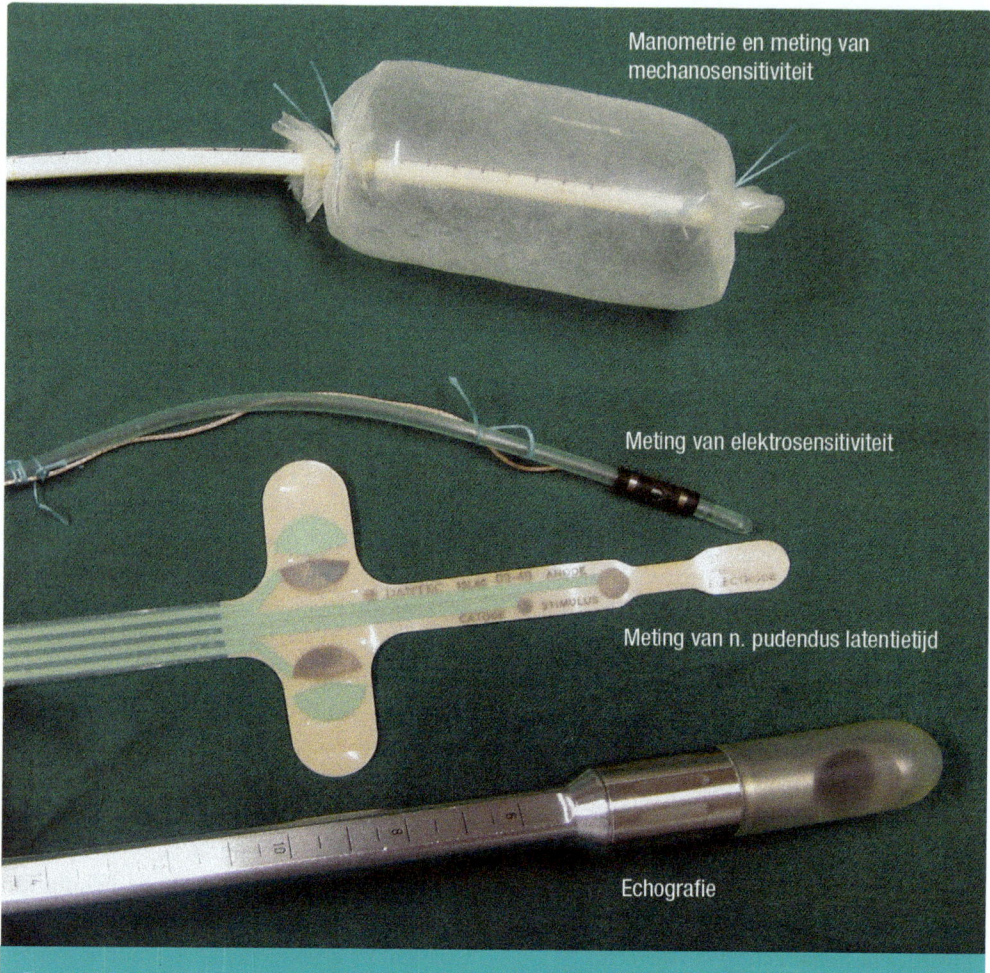

Figuur 8.7: Enkele veelgebruikte instrumenten bij het rectoanale functieonderzoek. Van boven naar beneden: ballon en manometrische katheter voor manometrie en opwekking van de rectoanale inhibitiereflex. Daaronder een katheter voor de bepaling van de elektrosensibiliteit van anus en rectum. Daaronder een elektrode voor stimulatie van de nervus pudendus en registratie van het anus-emg voor het meten van de nervus pudendus latentietijd. Daaronder een echoapparaat voor echografie van de anale sfincters en de bekkenbodem.

8.6.2 Oorzaken van incontinentie

8.6.2.1 Myogene incontinentie

Door beschadiging of inscheuring van de anale sfincters kan een ernstige incontinentie worden veroorzaakt. Dit kan bijvoorbeeld plaatsvinden door een partus met totaal ruptuur, door een paalverwonding, door chirurgische ingrepen aan de anus of ook door een spierziekte, zoals dystrofia myotonica.

Sommige vormen van myogene incontinentie kunnen goed operatief worden verholpen. Als er een lokaal defect in de sfincters aanwezig is, kunnen de spieruiteinden overlappend worden

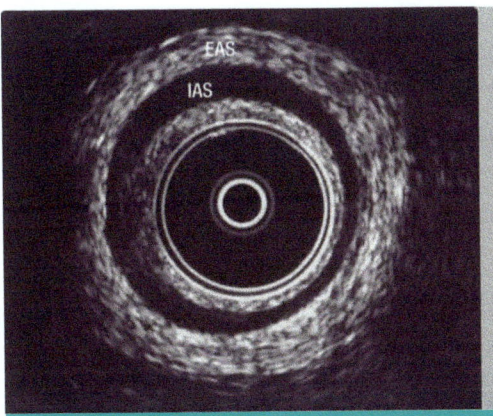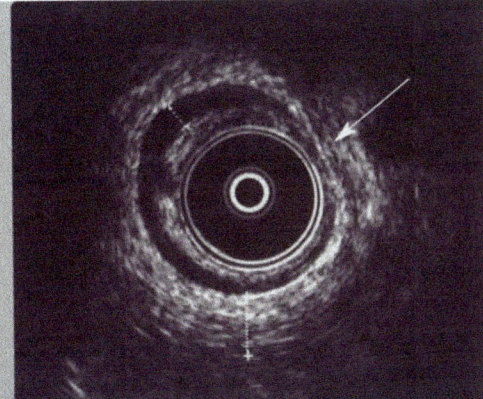

Figuur 8.8: Endo-echografische beelden van het anale sfinctercomplex. Links is een normaal sfinctercomplex te zien, rechts een anus met defecten in de interne en externe sfincter (aangegeven met een pijl). EAS = externe anale sfincter, IAS = interne anale sfincter

gehecht. Deze operatie heeft vaak een zeer goed effect.

8.6.2.2 Neurogene incontinentie

Incontinentie kan ook worden veroorzaakt door degeneratie of beschadiging van zenuwen. Vaak gaat het hierbij om beschadiging van de nervus pudendus. Deze kan op haar beurt weer het gevolg zijn van langdurig persen (bij langdurige ernstige obstipatie of bij zware bevallingen) of door neuropathie, bijvoorbeeld in het kader van diabetes mellitus.

Bij neurogene incontinentie zijn sfincterplastieken minder succesvol. In eerste instantie zal geprobeerd worden door middel van sfinctertraining de continentie te verbeteren. Soms wordt een zogenoemd 'postanal repair' uitgevoerd, waarbij de spieren dorsaal van de anus worden gereefd. De resultaten hiervan zijn vaak teleurstellend. Als de resultaten van chirurgische en conservatieve behandeling tekortschieten, is het creëren van een stoma (meestal een eindstandig colostoma) de meest aangewezen optie. Een goed functionerend stoma wordt vaak beter geaccepteerd door patiënten dan ernstige incontinentie.

8.7 PERIANALE OF RECTOANALE PIJN

Pijn in het anorectale gebied kan veroorzaakt worden door organische ziekten zoals een abces, getromboseerd hemorroïde of anorectaal carcinoom. Bij een deel van de patiënten met chronische pijn in dit gebied wordt geen van deze afwijkingen gevonden. Dan wordt een verband met een functiestoornis in het anorectale gebied vermoed. Verschillende functionele oorzaken van anorectale pijn worden onderscheiden.

8.7.1 Coccygodynie

Coccygodynie is een aandoening die gepaard gaat met zeurende pijn in het gebied van het rectum en de anus, die soms uitstraalt naar de dijen en de billen. De meeste patiënten zijn vrouwen van middelbare leeftijd. De pijn kan worden opgeroepen door het os coccygis aan te raken.

> **Tabel 8.2** Rome III-criteria voor levator ani-syndroom.
>
> Chronische of recidiverende rectale pijn
>
> De episoden duren langer dan twintig minuten
>
> Andere oorzaken van de rectale pijn zoals ischemie, inflammatoire darmziekten, cryptitis, abces, fissuur, hemorroïden, prostatitis en coccygodynie zijn uitgesloten
>
> Pijn bij posterieure tractie aan de m. puborectalis

> **Tabel 8.3** Rome III-criteria voor proctalgia fugax.
> - Recidiverende perioden van pijn gelokaliseerd in de anus of het onderste deel van het rectum.
> - De pijnepisoden duren seconden tot minuten.
> - Er is geen anorectale pijn tussen de episoden.

De oorzaak van deze aandoening is onbekend. Soms wordt het os coccygis chirurgisch verwijderd.

8.7.2 Levator ani-syndroom

Bij het levator ani-syndroom bestaat er chronische pijn in het rectum waarvoor geen andere verklaring kan worden gevonden. De pijnepisoden duren langer dan twintig minuten (zie tabel 8.2).

Men neemt aan dat dit syndroom tot stand komt door een te hoge spanning in de spieren van de bekkenbodem. Bij het rectale toucher kan men de pijn opwekken of verergeren door tractie in posterieure richting uit te oefenen op de musculus puborectalis.

De behandeling van het levator ani-syndroom is moeizaam. Biofeedbacktraining, spierverslappers (zoals diazepam) en zitbaden zijn aanbevolen. Er lijkt geen duidelijk effect van de injectie met botulinetoxine in de anale sfincter. Aangeraden wordt om uiterst terughoudend te zijn met chirurgische therapie (sfincterotomie) bij deze aandoening.

8.7.3 Proctalgia fugax

Bij deze aandoening zijn er aanvallen van heftige pijn in de anale regio die meestal korter dan vijf minuten duren. De aanvallen komen weinig frequent voor (meestal minder dan eenmaal per maand). De pijn is zo heftig dat de meeste patiënten hun normale activiteiten tijdens een aanval moeten staken. Ook kan de patiënt 's nachts wakker worden met een aanval van proctalgia fugax. De Rome III-criteria voor proctalgia fugax staan vermeld in tabel 8.3.

Het is nog niet voldoende duidelijk hoe de pijn bij proctalgia fugax wordt veroorzaakt. Men neemt aan dat spasmen van het rectum, de anus of de bekkenbodemspieren hier een rol spelen. Bij enkele families is een erfelijke vorm van proctalgia fugax aangetroffen waarbij er hypertrofie van de IAS bestond.

De behandeling van proctalgia fugax is empirisch. Inhalatie van salbutamol (een bèta-agonist) zou effectiever zijn dan placebo. Ook het gebruik van nitroglycerine wordt wel geadviseerd.

9 DE GALWEGEN

9.1 INLEIDING

De galwegen transporteren de gal van de lever, waar deze wordt geproduceerd, naar het duodenum. De gal helpt in de dunne darm bij de vertering en opname van bepaalde voedingsstoffen. Aangezien de galproductie in de lever nagenoeg continu is en aanwezigheid van gal in de dunne darm slechts nodig is na een maaltijd, is er een opslagruimte voorzien: de galblaas. Een elegant systeem regelt de toevoer van gal naar het duodenum. De hoeveelheid gal die wordt afgegeven in het duodenum, hangt af van de productie in de lever, de mate van vulling en contractie van de galblaas en de contractie van de sfincter van Oddi. De ductus choledochus speelt geen actieve rol in de regulatie van de galafvoer: de ductus choledochus kent geen peristaltiek.

9.2 ANATOMIE

De gal die wordt geproduceerd in de lever komt in kleine galgangetjes terecht. De kleine galgangen komen steeds samen met andere galgangen totdat ze uiteindelijk uitmonden in de linker of rechter ductus hepaticus en de lever verlaten (figuur 9.1).

In de leverhilus komen de linker en rechter ductus hepaticus samen en vormen de ductus hepaticus communis. Verderop takt de ductus cysticus af en loopt verder naar de galblaas. De ductus hepaticus heet vanaf deze aftakking de ductus choledochus. De choledochus loopt de laatste centimeter in het pancreas en komt daar samen met de ductus pancreaticus. De uitmonding van de choledochus en pancreaticus in het duodenum heet de papil van Vater (figuur 9.2).

Een kringspier omringt het meest distale deel van de ductus choledochus en de ductus pancreaticus en regelt de afvloed van gal en pancreassap: de sfincter van Oddi. De sfincter van Oddi bestaat uit circulaire en longitudinale spierlagen en het grootste deel van de sfincter bevindt zich in de wand van het duodenum.

9.3 DE GAL

Er wordt in de lever ongeveer één liter gal per dag geproduceerd. In nuchtere toestand wordt de geproduceerde gal naar de galblaas geleid, waar deze wordt opgeslagen tot de volgende maaltijd. Wanneer voedsel en vooral wanneer vetten het duodenum bereiken, wordt het hormoon cholecystokinine (CCK) afgegeven. Dit

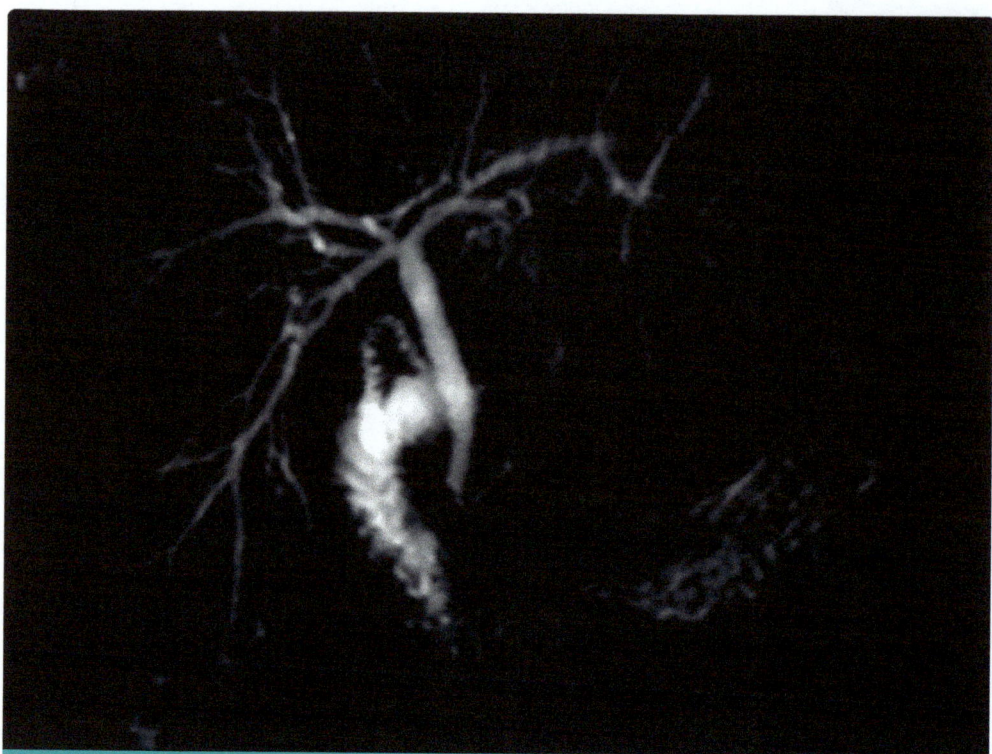

Figuur 9.1: Magnetische resonatiecholangiopancreatografie (MRCP) waarbij de galwegen en ductus pancreaticus worden gevisualiseerd.

hormoon stimuleert de galproductie in de lever en bevordert de contractie van de galblaas waardoor de galblaas zich leegt en de gal via de galwegen het duodenum instroomt. Gal is een mengsel van galzouten, cholesterol, fosfolipiden, galpigmenten en water. Galzouten vormen samen met vetten en vetoplosbare stoffen uit de voeding micellen, die deze stoffen wateroplosbaar maakt en de darm in staat stelt deze op te nemen. Wanneer er geen gal in de darm terechtkomt, bijvoorbeeld als de galwegen verstopt zijn door een tumor of een steen, zullen er veel minder vetten worden opgenomen. Er kan een absoluut tekort aan gal ontstaan wanneer de gal gedurende langere tijd percutaan wordt gedraineerd.

Het overgrote deel van de gal die normaliter in de darm terechtkomt, wordt in het laatste deel van het ileum weer opgenomen, dit wordt de enterohepatische kringloop genoemd. Er kan ook een tekort aan gal ontstaan wanneer een patiënt een groot deel van het ileum mist, bijvoorbeeld na een uitgebreide resectie, zodat heropname niet kan plaatsvinden.

9.4 DE GALBLAAS

Zoals gezegd dient de galblaas vooral als reservoir van gal. Ook vindt er indikking van gal plaats, omdat de galblaas water opneemt uit de gal. De gal wordt dus steeds geconcentreerder.

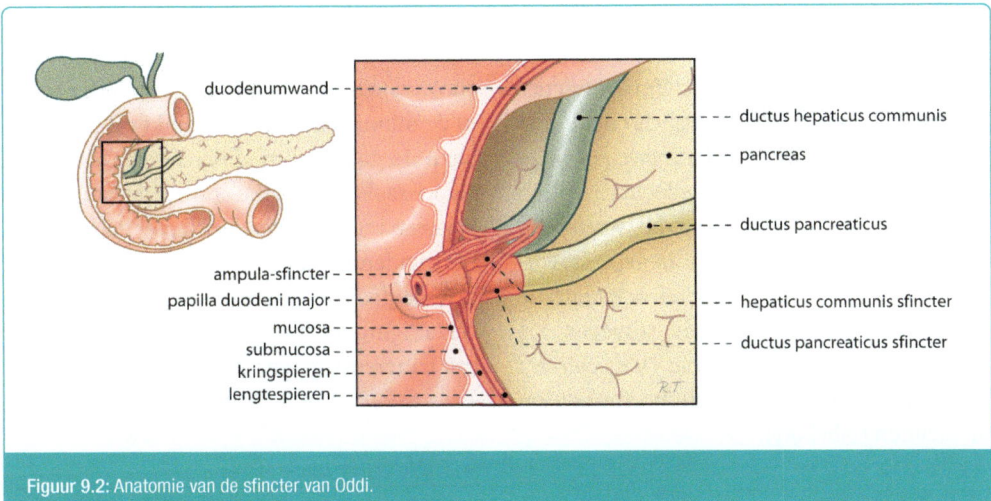

Figuur 9.2: Anatomie van de sfincter van Oddi.

Wanneer er geen galblaas meer is, meestal omdat de galblaas is verwijderd in verband met galstenen, kan de gal niet meer worden opgeslagen en stroomt er dus continu gal het duodenum in. Dit leidt echter niet tot ernstige stoornissen in de vetvertering en vetresorptie. De samentrekkingen van de galblaas zijn afgestemd op de functie. Direct na de maaltijd is gal nodig in de dunne darm. De spieren in de wand van de galblaas contraheren, waardoor de inhoud uit de galblaas wordt geperst. De duur en kracht van de contracties zijn afhankelijk van de hoeveelheid vet in de maaltijd. Wanneer de maaltijd veel vet bevat, en er dus veel gal nodig is, contraheert de galblaas langdurig en krachtig.

In nuchtere toestand heerst het migrerend motorisch complex (MMC) in de dunne darm, maar ook in de galblaas. Elke 90 minuten wordt een cyclus doorlopen van motorische stilte (fase I), toenemende motorische activiteit (fase II) en een kortdurende fase van heftige contracties (fase III). In fase I van het MMC zijn de spieren in de galblaaswand ontspannen en is de druk in de galblaas laag. Het overgrote deel van de door de lever geproduceerde gal stroomt de galblaas binnen, slechts een klein deel passeert de galblaas en bereikt direct het duodenum. Wanneer de darmen in fase III komen, begint de galblaaswand te contraheren, waardoor gal uit de galblaas wordt geperst. Aan het eind van fase III relaxeert de galblaas weer. De gal werkt dus als chemische spoeling tijdens de mechanische schoonmaak van het maag-darmkanaal.

9.5 SFINCTER VAN ODDI

Behalve de contractiliteit van de galblaas is ook de sfincter van Oddi belangrijk voor de regulatie van de afgifte van gal aan de dunne darm. Na een maaltijd is de sfincter ontspannen en kan de gal die uit de galblaas wordt gedreven, onbelemmerd via de galwegen het duodenum inlopen. In nuchtere toestand is de sfincter samengetrokken en oefent deze een tonische druk uit die hoger is dan de druk in de ductus choledochus en het duodenum. De druk in de galwegen zal dus oplopen wat ervoor zorgt dat de gal preferentieel de galblaas zal inlopen. Boven op de tonische druk in de sfincter van Oddi zijn er fasische (kortdurende) contracties die meestal proximaal in de sfincter beginnen en zich in distale richting voortbewegen en zo de inhoud van de distale choledochus richting duodenum verplaatsen. Er zal dus steeds een klein beetje gal in het duodenum geperst worden. Deze contracties voorkomen ook migratie van darmbacteriën richting de galwegen. De contracties van de sfincter van Oddi worden beïnvloed door verschillende hormonen en medicijnen (tabel 9.1).

Tabel 9.1 Medicatie met invloed op de sfincter van Oddi.

Drukverhogend
- opiaten (bijvoorbeeld morfine)
- cholinerge agonisten (bijvoorbeeld nicotine)
- bèta-agonisten (bijvoorbeeld adrenaline)
- histamine-1-receptoragonisten (bijvoorbeeld bètahistine)

Drukverlagend
- nitraten
- glucagon
- calciumantagonisten
- bèta-agonisten (bijvoorbeeld adrenaline)

9.6 REGULERING VAN GALAFGIFTE AAN DUODENUM

Zoals eerder vermeld, bepaalt de contractiliteit van de galblaas en de sfincter van Oddi de mate van afgifte van gal aan het duodenum. De galblaascontracties en de contracties van de sfincter van Oddi worden via neuronale en hormonale wegen beïnvloed. Tijdens de initiële fase van voedselinname worden de galblaascontracties geactiveerd en de sfincteractiviteit geremd door een tak van de nervus vagus en door gastrine, afgegeven door de maag. Wanneer het voedsel de dunne darm bereikt wordt cholecystokinine (CCK) afgegeven door cellen in de dunne darm en dit bereikt via de bloedbaan de galblaas en sfincter van Oddi. CCK veroorzaakt een sterke contractie van de galblaas en relaxatie van de sfincter zodat de gal het duodenum in kan stromen. CCK remt ook de maaglediging, waardoor een vol gevoel en verzadiging ontstaat, en stimuleert de secretie van pancreassappen.

9.7 PANCREAS

Het pancreas is een langgerekte klier in het retroperitoneum. Het pancreas heeft een endocriene en een exocriene functie. De endocriene cellen van het pancreas produceren onder meer de hormonen insuline, glucagon en somatostatine en geven deze hormonen af aan de bloedbaan. De exocriene cellen produceren een alkalische vloeistof die veel bicarbonaat en verschillende verteringsenzymen bevat. De alkalische vloeistof neutraliseert de zure maagsappen die in het duodenum terechtkomen. De meeste enzymen worden uitgescheiden als inactieve pro-enzymen en worden pas later omgezet tot een actieve vorm. De verteringsenzymen helpen bij de vertering van alle typen voeding, zo zijn er trypsinen en chymotrypsinen die helpen bij de eiwitvertering, lipasen die helpen bij de vetvertering en amylase dat helpt bij de vertering van polysachariden. Het hormoon secretine stimuleert de secretie van de alkalische vloeistof, terwijl CCK de secretie van de pro-enzymen stimuleert. Zowel CCK als secretine komt vrij uit cellen in het duodenum die worden geactiveerd door passerende voedingsstoffen. De ductus pancreaticus komt vlak voor de uitmonding in het duodenum samen met de ductus choledochus.

9.8 MOTORIEKSTOORNISSEN VAN HET GALWEGSYSTEEM

9.8.1 Galstenen

De vorming van galstenen is gedeeltelijk afhankelijk van de samenstelling van de gal en gedeeltelijk afhankelijk van de motoriek van de galblaas. In de galblaas wordt vocht uit de gal opgenomen en de gal wordt dus meer geconcentreerd. Cholesterol is in essentie niet oplosbaar in water, maar is in gal opgelost in micellen van galzouten en fosfolipiden. Wanneer gal meer cholesterol bevat dan kan worden opgelost in de micellen, dan ontstaan er cholesterolkristallen. Deze kristallen groeien aan tot cholesterolstenen, het meest voorkomende type van galstenen. De gal is dan overgesatureerd met cholesterol. Daarnaast bestaan er galzout- of pigmentstenen. Bilirubine is in geconjugeerde vorm goed wateroplosbaar, maar ongeconjugeerd bilirubine is dat niet. Pigmentstenen ontstaan uit kristallen van ongeconjugeerd bilirubine en worden voornamelijk gevormd bij aandoeningen waarbij er een hoge secretie van ongeconjugeerd bilirubine aanwezig is.

Naast cholesteroloversaturatie speelt ook minder frequente of verminderde lediging van de galblaas een rol. Tijdens zwangerschap is er een verminderde galblaascontractiliteit onder invloed van progesteron. Ook na een vagotomie is er verminderde galblaaslediging wat galsteenvorming kan bevorderen. Verminderde lediging en vermindering van de frequentie van galblaaslediging komt voor tijdens een periode met sterke gewichtsdaling in korte tijd en tijdens parenterale voeding.

Ongeveer 10% van de bevolking heeft galstenen, vrouwen ongeveer tweemaal zo vaak als mannen. Echter, de meerderheid van de personen met galstenen heeft daar geen last van. Slechts één op de vijf personen krijgt op een gegeven moment symptomen. Asymptomatische galstenen worden over het algemeen niet behandeld. Typische symptomen veroorzaakt door galstenen zijn plotseling ontstane pijn in de rechter bovenbuik, die uitstraalt naar de rug. Vaak gaat de pijn gepaard met bewegingsdrang, misselijkheid en braken en worden de klachten uitgelokt door een maaltijd. Na een aanval verdwijnt de pijn volledig. Hoewel de symptomen van galsteenlijden zeer typisch kunnen zijn, is de presentatie niet altijd karakteristiek. Soms is het lastig om te bepalen of de symptomen van een patiënt nu echt met de aanwezige galstenen te maken hebben of dat er een ander probleem speelt.

Galstenen kunnen ook in de ductus choledochus terechtkomen. Zij kunnen dan klachten veroorzaken door de obstructie van de galafvoer zoals pijn, icterus en leverproefstoornissen. Wanneer een galsteen in de ductus cysticus klemzit, ontstaat er meestal geen icterus omdat de gal uit de lever ongestoord het duodenum kan bereiken.

9.8.2 Sfincter van Oddi disfunctie

De term 'sfincter van Oddi disfunctie' wordt gebruikt voor verschillende problemen waarbij de afvoer van de galwegen of ductus pancreaticus wordt belemmerd ter hoogte van de sfincter van Oddi. Zo kennen we:
- sfincter van Oddi stenose: dit is een anatomische afwijking met als gevolg een vernauwing van de sfincter van Oddi. Dit kan het gevolg zijn van verlittekening van de sfincter na ontsteking, doorgemaakte pancreatitis, steenpassage of sfincterotomie. Bij een sfincter van Oddi stenose is er een continu verhoogde sfincterdruk.
- sfincter van Oddi dyskinesie: dit is een functionele afwijking van het sfinctercomplex die leidt tot galafvloedbelemmering.

Sfincter van Oddi disfunctie kan leiden tot twee verschillende klinische beelden: biliaire pijn en recidiverende acute pancreatitis. Het is vaak lastig om met zekerheid sfincter van Oddi dyskinesie te identificeren als oorzaak van de klachten van een patiënt. Men denkt aan een sfincter van Oddi dyskinesie wanneer er biliaire pijn is zonder een andere aanwijsbare oorzaak hiervoor. Vaak ontstaat deze pijn na een cholecystectomie of persisteert pijn na een cholecystectomie. Extra argumenten voor een sfincter van Oddi dyskinesie zijn verhoogde leverproefwaarden tijdens een pijnaanval en een verwijde ductus choledochus. Er wordt onderscheid gemaakt tussen verschillende typen van sfincter van Oddi dyskinesie (tabel 9.2).

Sfincter van Oddi dyskinesie kan ook de oorzaak zijn van recidiverende idiopathische pancreatitis. Een extra argument hiervoor is een verwijde ductus pancreaticus.

Met behulp van een ERCP kan men een sfincter van Oddi-manometrie uitvoeren. Bij een Oddi-manometrie kan men zowel de choledochussfincter als de pancreaticussfincter onderzoeken. Een sfincter van Oddi-manometrie is het beste onderzoek wanneer men onderscheid wil maken tussen een sfincter van Oddi dyskinesie en een stenose. Men zal in beide gevallen een verhoogde druk meten, maar na toediening van glucagon of nitraten zal de druk dalen bij een dyskinesie en niet bij een stenose. Men moet zich echter realiseren dat een sfincter van Oddi-manometrie kan leiden tot ernstige complicaties zoals een pancreatitis. De kans op pancreatitis na een sfincter van Oddi-manometrie is aanzienlijk hoger dan na een ERCP. Zelfs wanneer sfincter van Oddi dyskinesie manometrisch bewezen is, zal sfincterotomie slechts in ongeveer de helft van de patiënten leiden tot een verbetering of het geheel verdwijnen van de klachten. De kans op het vinden van afwijkende bevindingen tijdens manometrie is groter bij patiënten met meerdere afwijkingen, zoals bij een type I sfincter van Oddi dyskinesie. Om deze reden wordt bij vermoeden van sfincter van Oddi disfunctie en type I-afwijkingen afgezien van sfincterdrukmeting en doet men gelijk een sfincterectomie.

Tabel 9.2 Milwaukee-classificatie van sfincter van Oddi dyskinesie.

Type I Patiënten met alle drie de volgende criteria:
– pijn met geassocieerde verhoging van de transaminasen (ASAT en ALAT)
– een gedilateerde ductus choledochus (> 10 mm op echo of > 12 mm op ERCP)
– vertraagde afvloed van contrast uit de ductus choledochus

Type II Patiënten met één of twee van bovenstaande criteria

Type III Patiënten met geen van bovenstaande criteria

REGISTER

^{13}C-ademtest 38
$^{13}CO_2$ 35, 72

A

aandranggevoel 86, 89, 91, 100, 101
aansturing 86
   extrinsieke 15, 100
   intrinsieke 15
accommodatiefunctie 68
acetylcholinesterasekleuring 105
achalasie 31, 44, 52, 54, 55
actiepotentialen 18, 36
activiteit
   basale ritmische 18
   interdigestieve 86
   postprandiale 86
ademtests 38, 39, 71, 72, 81
adenocarcinoom 60
aerofagie 66, 81, 82
alginaten 64
alvimopan 44
amlodipine 43
amylase 50, 114
amyloïdose 71, 79, 90
anisme 89, 90, 102, 104
anorectum 14, 99-109
anorexia nervosa 70, 71
antacida 45, 64, 90
anticholinergica 42, 44, 48, 70, 71, 90
antidepressiva 47, 48
   tricyclische 44, 48, 70, 74, 90
anti-Hu-antilichamen 79
antimoonelektrode 28

antirefluxbarrière 57, 58
antirefluxchirurgie 64-66
antrumledigingscurve 34
anus 14, 31, 32, 86, 99-104, 108-110
   -emg 108
   functie van de anus 14
anuscarcinoom 102
aritmieën, cardiale 73
ascites 88

B

bacteriën, migratie van 15
ballondilatatie 55, 60, 88-92
ballonexpulsietest 104, 105
bariumcontrastonderzoek 31, 52
bariumpap 30, 31, 54, 102
barostattechniek 38-40
Barrettepitheel 60, 61
Barrettslokdarm 65
Bauhin, klep van 13
behandelingen
   prebiotische 47
   probiotische 47
bekkenbodemdissynergie 89, 90, 102, 105, 107
bekkenbodemgedrag, abnormale 105
bekkenbodemsyndroom, spastisch 102, 104, 105
bezenuwing
   intrinsieke 42, 44
   sympathische 68
bilirubine 59, 115
biofeedbacktraining 105, 107, 110

biopt 74, 105
   transmuraal 79
blindelissyndroom 81
bloedsuikerregeling 70
bloedvaten 12, 44
blow-out 94
boeren 51, 65
   overmatig 66, 82
bolus 18, 19, 29, 31, 50-53, 56, 68, 117
botulinetoxine 42, 44, 55, 110
braken 43, 70, 71, 115
Bristol-ontlastingsscore 87, 92
buik
   acute 71
   opgezette 47, 87
buikoverzichtsfoto 32, 33, 81, 82, 94, 95
buikpijn 75, 88-91
koliekachtige boven- 73
bulkvormers 95-97
bursts 80
butylhyoscinebromide 44

C

caecum 14
Cajal, cellen van 18, 67, 79, 80
calcinose 56
calciumkanaalblokkers 42, 43, 90
cellen, pariëtale 13, 45
Chagas, ziekte van 54
chirurgie, bariatrische 75
cholecystectomie 116
cholecystokinine (CCK) 15, 70, 84,

86, 111, 114
choledochussfincter 116
cholelithiasis 73, 76
cholesterol 112, 119
    -kristallen 115
    -oversaturatie 115
    -stenen 115
cholinomimetica 41
Crohn
    stenoserende M. 89
    ziekte van 87, 88
chronische idiopathische intestinale pseudo-obstructie (CIIP) 78
chymus 83
coccygodynie 109, 110
coecum 33, 38, 83, 84
coeliacum 17
coeliakie 73, 87, 88
colectomie 95, 97
colectomie, totale 97
colitis ulcerosa 87, 88
colon 14, 17, 18, 20, 23, 32, 38, 39, 43, 47, 70, 77, 81, 83-97, 99, 101, 102, 105
    ascendens 84, 88
    -carcinoom 89
    descendens 84
    functie van het 13
    functiestoornis 101, 102
    lui - 93
    -motoriek 84, 101
    -passage 32
    sigmoïdeum 99
    transversum 84
colostoma, eindstandig 109
comorbiditeit, psychosociale 74
constipatie 43-48
contactlaxantia 97
continentie 14, 109
    fecale 99
    voor flatus 99
    voor ontlasting 99
contractie van de galblaas 111-114
contractieamplitude, abnormaal lage 56
contracties 18, 20, 23, 35, 36, 38, 41-44, 55, 68, 69, 77, 80-86, 102, 111
    fasische 18, 23, 67, 114

gastrointestinale 142
    haustrerende 85, 86, 91, 93
    segmenterende 84, 86
    tonische 18, 19
contrastvloeistof 31, 102
controlesystemen 67
CREST 56
cricofaryngeushypertrofie 53
Crohn, ziekte van 87-89
CT-enteroclysis 81
CT-enterografie 70

D
darm, twaalfvingerige 13
darmen, ritme van de 18, 36, 85
darminfecties 87
darminhoud 45, 83, 86, 107
    osmolaliteit van de 45, 47, 70
darmziekten 21, 22
    inflammatoire 87, 110
datarecorder, draagbare digitale 27, 62
defecatie 14, 31, 83, 86, 87, 90, 91, 94, 99, 100, 103, 104-107
    dissynerge 102
    uitstellen 17
    -frequentie 87
    -stoornis 91
defecografie 31, 102-107
Dent-sleeve 24
depolarisatie 18, 20
    -fase 18
descendens 14, 84
diabetes mellitus 56, 70, 71, 78, 88-90, 109
    type I 71
diarree 45, 47, 48, 75, 87, 90, 92, 95, 96
    acute 44, 87
    chronische 44, 87
    secretoire 88
dieet, vezelrijk 95
dikke darm 11, 13, 14, 17, 30, 32, 33, 38, 43, 45, 83, -93, 96, 97, 102
dikkedarmpassagetijd 33, 34, 48
distentiestimuli, toedienen van 40
divertikelziekte, gecompliceerde 89
dopamine-2-receptoren 42, 43
Dor, fundoplicatie volgens 55

druk, intra-abdominale 57
drukgradiënt 58, 70
ductus
    choledochus 14, 111-116
    cysticus 14, 111, 115
    hepaticus 14, 111
    hepaticus communis 14, 111
    pancreaticus 112-1116
Duhamel, operaties volgens 106
dumping
    symptomen 75, 76
    syndroom 45, 74, 75
dunne darm 11, 13, 15, 17-20, 30-33, 38, 42-47, 59, 68, 70, 74, 77-87, 102, 106, 111
dunnedarminhoud 77, 79
dunnedarmlissen 79, 106
dunnedarmmanometrie 79, 81, 82
dunnedarmmotiliteit 77-79, 81
    stoornissen van de 77
dunnedarmpassagefoto 81
dunnedarmpassagetijd 33, 81
dunnedarmradiografie 70
duodenum 13, 14, 17, 18, 20, 30, 69, 70, 75, 77, 82, 111-115
dwarslaesie 90
dysfagie 55, 56, 65, 66
    oesofageale 51, 54
    orofaryngeale 51, 53, 56
    voor vast voedsel 60
dyspepsie
    functionele 21, 35, 45, 61, 66, 73, 74, 87, 82
    -klachten 74
    postinfectieuze functionele 73

E
echografie 34
    anale 36, 108
    bovenbuik 73
    endoscopische 35
    uitwendige 34
eiwitvertering 114
electrical control activity (ECA) 18
elektrogastrografie (egg) 36-38
elektromyografie 35, 36, 104, 105, 107
endo-echografie, anale 107
endoscopie 13, 49-51, 55, 60-62

endoscopische ultrasonografie (EUS)
34, 35
enterokèle 32, 90, 102, 106, 107
epitheel 12, 14, 60
   cylindrisch 13-15
   dysplastisch 60
eradicatie 74
erythromycine 43, 73
externe anale sfincter (EAS) 99

F
fecesgewicht 87
flatus 82, 99, 107
   continentie voor 99
flora, bacteriële 47, 95
fosfodiësterase-inhibitoren 44
fosfolipiden 115
fundoplicatie volgens Dor 55

G
gal 15, 20, 34, 111, 112
   functie van de 15
galafgifte 111
galafvloedbelemmering 115
galblaas 14, 15, 18, 19, 34, 111-113
   -contracties 111, 114
   -contractiliteit 115
galblaaslediging 115
   interdigestieve 34
galgangen 111
galproductie 11, 14, 111, 112
galpigmenten 112
galsteenlijden 115
galstenen 113, 115
galwegenvvv14, 15, 111-113
galzouten 47, 59, 112
galzoutmalabsorptie, idiopathische 47
galzoutstenen 115
galzuurademtests 81
ganglia 54, 105
   paravertebrale 17
   prevertebrale 17
ganglion 17
   coeliacum 17
   mesentericum superius 17
   mesentericum inferius 17
ganglionitis 79
gastrectomie, partiële of totale 71, 73, 74, 79
gastrine 70, 84, 86, 114
gastroparese 54, 59, 70-73
gastroscopie 61, 62, 73
gevoeligheid, gastrointestinale 47
gewichtsverlies 54, 70, 115
gladdespierfunctie, stoornissen van de 79
glaselektrode 27, 28
glucagon 84, 114, 116
glucose 69, 70, 75
glucosetest 81
glucosetolerantietest 75
glycerylnitraat 43
golven, peristaltische 20

H
haustra 14
   -patroon 85
haustratie 93
   hyper- 91
Helicobacter pylori 74
Heller, myotomie volgens 55
hepatosplenomegalie 88
hersenzenuw, twaalfde 17
hiatus hernia 58, 61
HIDA-scintigrafie 34
high-amplitude propagated contractions (HAPC's) 84, 86
Hinton-test 32
Hirschsprung, ziekte van 90, 102, 105, 106
histamine-2-blokkers 45
histamine-2-receptorantagonisten 64, 65
hogeresolutiemanometrie 26, 53
hongergevoel 68
hormonen 15, 17, 68, 84, 86, 114
   endogene 57
   gastrointestinale 75, 77
   paracriene werking 17
   rol van 17
hyperglykemie 71
hyperhaustratie van het sigmoïd 91
hypermagnesiëmie 96
hypermotoriek van het sigmoïd 92
hyperperceptie
   van viscerale stimuli 95, 96
   viscerale 47
hypnotherapie 96
hypofarynx 17, 53
hypomotiliteit, antrale 71, 73

I
icterus 115
IDA, radioactief gelabeld 34
idiopathische myenterische ganglionitis 79
ileostoma, eindstandig 97
iminodiacetic acid (IDA) 34
impedantie 28-30
   -meting 28, 29, 63
incontinentie 107, 108
   fecale 107
   myogene 108
   neurogene 109
Indium-113 (^{113}In) 33
inertia coli 93
inhibitiereflex, rectoanale 105, 108
innervatie 84, 89, 90, 100, 101
   orthosympathische 84
   parasympathische 16, 17
interne anale sfincter (IAS) 99, 109
intrinsic factor 13
intussusceptie 32, 102, 106, 107
ion-sensitive field effect transistor (ISFET) 28
isosorbidedinitraat 43

J
jejunostomie, percutane 73
jejunum 13

K
katheter 23-30, 108
klaring 58
   chemische 56
   van reflux 56, 58
klep, ileocaecale 13, 14, 17
klieving, chirurgische 55
klysmata 97
kringloop, enterohepatische 112

L
lactulose 38, 45, 88, 96
   -test 81
laesies, mucosale 62
lag phase 33, 70

laxantia 88, 92, 94, 96
  contact- 97
  osmotische 88, 96, 97
  stimulerende 88
LES (onderste slokdarmsfincter) 24
levator ani-syndroom 110
leverhilus 14, 111
leverproefstoornissen 115
leverproefwaarden 116
linea dentata 14
loperamide 44, 90, 96
Los Angeles-classificatie 61
L-type calciumkanaalblokkers 43
lucht, overmatig inslikken van 66
lucht-vloeistofspiegels 33, 79, 81, 82

M

maag
  -wijkingen 88
maag-darmkanaal
  contractiliteit van het 18, 41-47
  functionele stoornissen van het 21, 41
  microcirculatie van het 15
  motiliteit van het 18
  bewegingsstoornissen van het 45, 47
  gevoeligheid van het 41, 47
maag-darmziekten, functionele 21, 22
maaginhoud 13, 19, 35, 57, 59, 63, 64
  pH van de 17
  terugstromen van 56
  zure 17, 58
maaglediging 34, 38, 45, 69, 71, 114
  vertraagde 59, 70, 71
  volledige 20
maagledigingscurve 38, 72
maagledigingsonderzoek 33, 34
maagledigingssnelheid 33, 35, 38, 69
maagledigingsstoornis 59, 70
maagledigingstest, radionucleïde 72
maagmotiliteit 43
  gestoorde 71
  stoornissen van de 70
maagontlediging, regulatie van de 67-75

maagstreek
  brandend gevoel in de 73, 74
  pijn in de 73, 74
maagzuurproductie, remming van de 45
maagzuur 60, 64
maagzuurremmers 74
maagzuursecretie 45, 65
macrogolen 45
magnesiumhydroxide 476, 96
magnesiumoxide 47, 88, 96, 97
magnesiumzouten 47
magnetic resonance imaging (MRI) 70, 102, 103
malnutritie 71
Manning-criteria 22
manometrie 23-26, 29, 35, 55, 64, 71, 79, 81, 86, 104, 105, 116
  antroduodenale 79
  rectoanale 104, 105, 107
massacontracties 84, 86, 93
mechanoreceptoren 19
medicatie, zuurremmende 46, 55, 60, 62
mesentericum
  inferius 17
  mesenteriale 17
  superius 17
mesenterium 13
methylnaltrexon 44
micellen 112, 115
middenrifbreukje 58
migrerend motorisch complex (MMC) 20, 57, 68, 77-80, 86, 113
migrerende complex, interdigestieve 34
Milwaukee-classificatie 116
minidrukopnemers 25
misselijkheid 70, 72, 75, 115
mixed connective tissue disease (MCT) 56
mond-coecumpassagetijd 38, 73, 77
motilinereceptor 42, 43
motiliteit 15-18, 21, 42-45, 74
  interdigestieve 68, 79-81
  nuchtere 68
  postprandiale 79, 80
motiliteitspatroon, postprandiaal

68, 77
motiliteitsstoornissen 47, 48, 56, 64, 70, 78, 888
  secundaire 56
motoriek, postprandiale 68
MRI 70, 102, 103
MRI-defecografie 102
multipele sclerose 90
muscarinereceptoren 18
muscularis propria 12
musculus
  levator ani 99, 100
  puborectalis 99, 100, 105, 110
myopathie 71, 90
myotomie volgens Heller 55

N

naaldelektroden 36
neostigmine 41, 94
nervi splanchnici pelvini 17, 84
nervus
  hypoglossus 17
  pudendus 17, 100, 107-109
  vagus 16, 17, 51, 68, 74, 77, 84, 114
neurostimulator, implanteerbare 73
nifedipine 43, 90
NO-donoren 42-44
non-cardiac chest pain 55
notenkrakerslokdarm 52, 55, 56
NSAID's 96
nuchter patroon 20

O

obesitas 58
obstipatie 87-97, 109
  anorectale 101
  functionele 87, 89, 92-97
obstipatiebevorderende geneesmiddelen 96
obstipatiesymptomen 92
octreotide 45
Oddi, sfincter van (zie ook sfincter van Oddi) 15, 111, 113-117
oesofagitis 45, 60-65
oesofagogastroduodenoscopie 61
off-label gebruik 41
Ogilvie, syndroom van 94
ontlasting 14, 87-94, 96, 99, 101,

102, 107
verzachten van de 45
operatie
 volgens Duhamel 106
 volgens Soave 106
opgeblazen gevoel 45, 70, 82, 91
opiaatpijnstillers 44
opiaatreceptoren 42, 44
oppervlakte-elektroden 36
os coccygis 109, 110
osmolaliteit van de darminhoud 45, 70
overgang, ileocaecale overgang 13
overgroei, bacteriële 38, 47, 78, 80, 81, 88

P
pacemakergebieden 18
pacemakerzone 67
pancreassap 20, 111
 secretie van 20, 114
pancreaticus 14, 111, 112, 114-116
pancreaticussfincter 116
pancreatitis 115, 116
papil van Vater 14, 111
Parkinson, ziekte van 54, 90
Passageklachten 51, 54
patroon, nuchter 20
pelletpassagetest 32, 101, 102
pelletpassagetijd 32
pepsine 13, 17, 59, 60
perceptiedrempel
 voor somatische stimuli 92
 voor viscerale stimuli 92
perforatie van het colon 55, 94
perfusiemanometrie 23
perfusiesnelheid 24
peristaltiek 18, 24, 50, 52, 54, 64, 66, 111
 primaire 50
 secundaire 50, 58
pH 17, 27-31, 46, 57, 59, 62-65, 70
 intraluminale 27
 ambulante 62
pH-metrie 27
pigmentstenen 115
pijn
 anorectale 109, 110
 epigastrische 70

retrosternale 35, 51, 54, 55
plexus
 hypogastricus 100
 myentericus 12, 15, 16, 49, 54, 68, 79, 84, 100
 pelvicus 100
 submucosus 12, 15, 16, 84, 100
pneumodilatatie 55
polyethyleenglycolpolymeren 45, 88, 96, 97
polysachariden 114
postanal repair 109
potentiaalverschil 18
PPI-test 60, 61
prikkelbaredarmsyndroom (PDS) 21, 22 , 47, 77, 78, 82, 88-90, 92, 95
proctalgia fugax 110
protonpompinhibitoren 45
protonpompremmers (PPI's) 64
pseudo-obstructie, intestinale 23
pseudo-obstructiesyndroom 32, 33, 47, 56, 70, 71, 78-80, 88
pseudoparkinsonisme 72
psyllium
 vezels 96
 zaad 95, 97
pylorus 13, 17, 20, 69, 70

Q/R
QT-interval 73
Raynaudfenomeen 56
rectokèle 32, 107
rectopexie 107
rectum 14, 17, 19, 31, 32, 83, 84, 86, 89, 99, 100-110
 -carcinoom 102
 functie van het 14
 -inhoud 99, 102
 sensibiliteit van het 107
reflex
 peristaltische 18, 19, 41, 42
 vagovagale 68
reflux
 fysiologische 56
 gastro-oesofageale 29, 55, 56, 59
 nachtelijke 58, 64
 pathologisch zure 57
 zure 62

zwakalkalische 59, 64
zwakzure 59
refluxoesofagitis 60
refluxsymptomen 59, 63, 6, 73
refluxziekte 43, 45, 56-66
 erosieve 64
relaxatie 19, 23, 41-44, 51, 58, 68, 105, 114
 adaptieve 19
 receptieve 86
repolarisatie 18
resectie, partiële 71, 80
reservoirfunctie 67, 68, 73
respons, gastrocolische 86, 88, 92
ritme, basaal elektrisch 18, 36
Rome-criteria 22
röntgenonderzoek 30, 93
Roux-en-Y-operatie 78-91

S
schade, mucosale 60, 61
Schatzkiring 61
scintigrafie 33, 34, 38, 72
sclerodactylie 56
sclerodermie 51, 56, 71, 78, 90
secretie, paracriene 17
selectieve serotonineheropnamer-
 remmer (SSRI) 96
sennapreparaten 97
serosa 12, 13, 36
serotonine-4-receptoren 42, 97
sfincter van Oddi 15, 111-116
 disfunctie 114, 116
 dyskinesie 115, 116
 stenose 115
 manometrie 116
sfincterdruk 57, 58, 104
sfincterotomie 110
sfincterplastieken 109
sfinctertraining 109
short bowel syndrom 45, 88
side-hole 24
sigmoïd 14, 84, 91, 92, 99
 hyperhaustratie van het 91
 hypermotoriek van het 92
sildenafil 44
sleeve sensor 24
sliding hernia 58, 59
slijmvlies 13, 17, 31, 49, 56, 60

-biopten 105
-prolaps 107
slikactie 17, 50, 51, 54, 56, 58, 66
slikfoto 52
slikken 15, 29, 50, 51, 54
slikklachten/problemen 51
slikreflex 50
slikstoornissen 53, 54
slokdarm 11-13, 15-31, 35, 49-66
　　-contracties 35, 42, 55
　　-manometrie 51, 54, 64, 66
　　-motiliteit 52, 56
　　-mucosa 56
　　-musculatuur, circulaire 49
　　notenkrakers- 55, 56
　　-onderzoek 30, 31
　　-ontsteking 45
　　-passage 50
　　-peristaltiek 50
　　pH-meting 28, 46
　　-resectie, subtotale of distale 74
　　-sfincter 13, 17, 18, 20, 24, 25, 44, 49-51, 53-58, 64, 65, 68
　　-spasmen, diffuse 44, 55
　　-stoornissen 35, 51, 53, 56
　　zuurexpositie van de 62
slow transit constipation 32
slow waves 18, 36, 67, 68, 85
Soave, operatie volgens 106
soiling 107
solid-state-manometrie 23, 35
solid-state-techniek 24, 25
somatostatine 15, 45, 77, 114
somatostatineanalogen 45, 75, 76, 80
sonde, naso-intestinale 73
spasmolytica, musculotrope 43
speeksel 13, 19, 29, 50, 58
spieratrofie 56
spiercellen, gladde 12-14, 18, 35, 36, 41-44, 56, 67, 78, 96
spierdystrofie 56
spierlagen, structuur van de 12-15
spierverslappers 110
spijsvertering, regulatie van de 11, 15-18, 78
spike activity 18, 35, 36, 104
stenose 31, 75, 106, 116
　　functionele 105

peptische 60, 61
sub- 81
stikstofoxide (NO) 15, 43
stoma 80, 97, 109
stress 21, 60, 66, 74
submucosa 12, 15, 100
subobstructie, mechanische 81
suikers, niet-absorbeerbare 45
symptom association probability (SAP) 62, 63
symptom index (SI) 62
symptoomernst 70
symptoompatroon 70

T
tachycardie 75
tachyfylaxie 64
tachykininen 42
taeniae 99
Technetium-99m (^{99m}Tc) 33
teleangiectasie 56
terugtrekprofiel 24
timed barium esophagogram-techniek 32
transiënte onderste slokdarmsfincterrelaxatie (TLOSR) 51, 65
transversum 14, 84
trypsine 17, 114

U/V
UES 26
ulcuslijden 61, 71
vaatprothese 79
vagotomie 71, 74, 78, 88, 115
vasoactive intestinal polypeptide (VIP) 84
vasodilatatie 43
Vater, papil van 14, 111
verapamil 43
verzadiging 114
　　vroegtijdige 70, 73, 74
verzadigingsgevoel 68
vetresorptie 113
vetvertering 113, 114
viscerale hyperperceptie 47, 96
visceroperceptie 87
voedingsbestanddelen 47, 74
voedsel, dysfagie voor vast 51, 60
voedsel, vertering van 19

volheidsgevoel 74
postprandiaal epigastrisch 70, 73
volumeklaring 58

W-Z
water-perfusiemanometrie 23
waterstof-ademtest 38, 39
weefseltransglutaminase 73
wisselstroomimpedantie 28
zenuwcellen met een pacemakerfunctie 18
zenuwstelsel
　　autonoom 86, 100
　　centraal 50, 54
　　enterisch 50, 77, 100
zenuwvezels 12, 16, 17, 58, 106
　　afferente 16
　　parasympathische 16
　　sensorische 17
　　sympathische 17
zitbaden 110
Z-lijn 13, 28, 49, 61
zoutzuur 13
zuurbranden 27, 35, 57, 65
zuurexpositie 46, 57, 61, 62
zuurgraad van de maaginhoud 17, 59
zuurremmers 64, 74, 80
zuurremming 46, 56, 61
zwangerschap 57, 71, 115

GPSR Compliance

The European Union's (EU) General Product Safety Regulation (GPSR) is a set of rules that requires consumer products to be safe and our obligations to ensure this.

If you have any concerns about our products, you can contact us on

ProductSafety@springernature.com

In case Publisher is established outside the EU, the EU authorized representative is:

Springer Nature Customer Service Center GmbH
Europaplatz 3
69115 Heidelberg, Germany

www.ingramcontent.com/pod-product-compliance
Ingram Content Group UK Ltd.
Pitfield, Milton Keynes, MK11 3LW, UK
UKHW051239180426
11947UKWH00013B/847